VISION INSPIRÉE

L'ART DE CONDUIRE LE CHANGEMENT

Boukary OUEDRAOGO

© 2025 Boukary Ouedraogo
Tous droits réservés.

Aucune partie de ce livre ne peut être reproduite, stockée dans un système de récupération ou transmise sous quelque forme que ce soit, par quelque moyen que ce soit – électronique, mécanique, photocopie, enregistrement ou autre – sans l'autorisation écrite préalable de l'auteur, sauf dans les cas prévus par la législation en vigueur sur le droit d'auteur.

Les citations courtes sont autorisées dans le cadre d'un usage critique, journalistique ou académique, sous réserve de mentionner la source.

Toute ressemblance avec des personnes réelles, vivantes ou décédées, est purement fortuite, sauf indication contraire.

SOMMAIRE

CHAPITRE 1
Introduction à un leadership efficace   1

CHAPITRE 2
La Force de la résilience   12

CHAPITRE 3
La Communication empathique   25

CHAPITRE 4
L'Intégrité dans le Leadership   34

CHAPITRE 5
Encourager l'innovation   46

CHAPITRE 6
Le Pouvoir de l'Écoute Active   57

CHAPITRE 7
Vers un Leadership Holistique   72

CHAPITRE 8
Défis contemporains pour les Leaders   85

CHAPITRE 9
Leçons de Leaders historiques   94

CHAPITRE 10
Intégrer la technologie au leadership   104

CHAPITRE 11
Diversité et inclusion dans le Leadership   114

CHAPITRE 12
Développement personnel pour les Leaders   124

CHAPITRE 13
Équilibre travail-vie personnelle   138

CHAPITRE 14
Tendances émergentes en Leadership   147

CHAPITRE 15
Éthique et responsabilité en Leadership   161

CHAPITRE 16
Conclusion et regards vers l'avenir   171

Bibliographie   180

À propos de l'auteur   185

CHAPITRE 1
INTRODUCTION À UN LEADERSHIP EFFICACE

Un Nouveau départ

Dans une salle de conférence baignée d'une lumière tamisée, un groupe de leaders s'apprête à écouter un discours qui promet de transformer leur vision du leadership. L'excitation est palpable. Mais pour Ayman, cadre intermédiaire dans une entreprise en crise, ce n'est pas qu'une conférence : c'est une opportunité de réinventer son avenir.

L'intervenant, un dirigeant charismatique ayant transformé une petite entreprise en marque mondiale, incarne la réussite que beaucoup aspirent à atteindre. Il est la preuve vivante que les crises ne sont pas seulement des obstacles, mais des catalyseurs de transformation. Une étude menée par McKinsey & Company en 2020 a révélé que 70 % des transformations réussies en entreprise sont déclenchées par des crises majeures. Cela illustre l'importance du leadership dans la gestion du changement.

Alors qu'il monte sur scène, sa voix assurée capte immédiatement l'attention du public. Il commence par une anecdote personnelle marquante : lors d'une sévère crise financière, son entreprise était au bord de l'effondrement. Face à cette tempête, il aurait pu céder à la peur, mais il a choisi d'embrasser le changement et de repenser son modèle d'affaires.

"Nos ventes chutaient. Nos investisseurs doutaient. Nos employés, inquiets, perdaient espoir. Devais-je attendre que tout s'effondre ? Non. J'ai choisi d'agir."

Sa stratégie s'est articulée autour de trois axes : analyse des failles internes, recentrage sur les besoins du marché et implication active des employés dans la relance. Il a mis en place une communication transparente, impliqué les équipes dans l'élaboration de nouvelles solutions et lancé un programme d'innovation interne. Les premiers mois ont été difficiles : il a dû surmonter des résistances, gérer les doutes et reconstruire la confiance. Mais au fil du temps, son entreprise a non seulement retrouvé sa stabilité, mais a aussi doublé son chiffre d'affaires.

Ce n'est pas juste une histoire de survie. C'est la preuve que le leadership transforme les crises en tremplins. Bien gérées, elles ne détruisent pas une entreprise ; elles la révèlent.

L'Importance d'un leadership efficace

Nous vivons dans un monde où le changement est permanent. Les leaders doivent naviguer dans cette complexité avec une vision claire et une capacité d'adaptation constante. Leur efficacité ne repose pas uniquement sur leur expertise technique, mais aussi sur leur aptitude à inspirer et à transformer. Une enquête menée par Deloitte en 2021 a montré que 90 % des entreprises les plus performantes sont dirigées par des leaders favorisant l'agilité organisationnelle et l'innovation.

Un leadership efficace ne se limite pas à exécuter des tâches ou à prendre des décisions stratégiques. Il consiste à créer un environnement où les talents s'épanouissent, où l'innovation devient naturelle et où chaque individu est encouragé à donner le meilleur de lui-même. Dans une organisation où le leadership est bien ancré, les employés osent explorer de nouvelles idées et repousser les limites du possible.

Une étude de Harvard Business Review (2019) indique que les entreprises favorisant une culture d'innovation et d'autonomie enregistrent une croissance 30 % plus élevée que celles aux structures plus rigides.

Les leaders ne doivent pas seulement réagir aux défis ; ils doivent les anticiper et créer les conditions de leur propre succès. En posant les bases d'une culture de confiance et d'ouverture, ils assurent non seulement la pérennité de leur organisation, mais aussi son rôle d'acteur du changement dans la société.

Définition du leadership en période de changement

Le leadership est bien plus qu'un ensemble de compétences ou un statut hiérarchique. C'est une posture qui demande intuition, résilience et une compréhension approfondie des dynamiques humaines et organisationnelles.

Dans un environnement en constante mutation, le leader doit être capable de s'adapter sans perdre de vue sa vision. Il ne s'agit pas simplement de réagir aux changements, mais de les anticiper, de les modeler et de les transformer en opportunités. Un leader ne suit pas les sentiers battus. Il les crée.

Cette flexibilité exige une capacité d'écoute et une ouverture d'esprit permanente. Un bon leader sait reconnaître les tendances émergentes, encourager l'initiative individuelle et collective et favoriser une vision partagée qui unit les équipes autour d'un objectif commun.

Le leadership en période de changement repose sur trois éléments clés :

- La vision : Anticiper l'avenir et donner un cap clair.
- L'adaptabilité : Ajuster les stratégies face aux défis imprévus.
- L'engagement : Inspirer et mobiliser les équipes pour transformer la vision en réalité.

Cette approche proactive permet aux leaders non seulement de naviguer dans l'incertitude, mais aussi de façonner activement l'avenir de leurs organisations.

Les défis actuels

Aujourd'hui, être leader ne signifie plus simplement prendre des décisions et déléguer des tâches. Le monde actuel impose aux dirigeants de relever des défis d'une complexité inédite :

- La digitalisation : L'essor de l'IA et des nouvelles technologies transforme radicalement les métiers et les modes de travail.
- L'évolution des attentes des employés : Les nouvelles générations recherchent du sens et de la flexibilité dans leur travail.
- La mondialisation et la volatilité économique : Les entreprises doivent sans cesse adapter leurs stratégies face aux crises et aux fluctuations du marché.

Les leaders doivent donc développer une capacité d'anticipation exceptionnelle et une agilité constante pour adapter leurs organisations aux évolutions du monde.

Une étude de PwC (2022) montre que 85 % des PDG les plus performants estiment que la prévision des tendances émergentes est un facteur clé de succès.

Impact positif d'un leadership éclairé

Le leadership éclairé ne se contente pas de réagir aux crises ; il les anticipe et les transforme en perspectives d'innovation saisissantes. Nelson Mandela incarne ce leadership. Grâce à sa vision inébranlable, il a non seulement uni un pays au bord du chaos, mais a aussi déclenché un changement sociétal inspirant des générations.

Son leadership a démontré que le changement n'est possible que lorsque l'on prend des mesures intégrées qui ont simultanément un impact personnel et collectif. Toute organisation qui aspire à ce type de changement se doit d'embrasser un leadership éclairé, celui qui inspire à travers l'exemple, qui bâtit sur la justice et l'intégrité intransigeante, et qui promeut un avenir où le potentiel humain est pleinement exploré et exploité.

Une étude de Gartner (2023) a démontré que les entreprises dirigées par des leaders proactifs voient une augmentation de 25 % de leur capacité d'innovation, comparées à celles qui adoptent une approche plus réactive.

Chaque leader éclairé pose les jalons d'une transformation holistique, non seulement au sein de leur organisation, mais au sein de l'essence même de la société. Leur impact a une portée qui transcende les résultats immédiats et s'étend bien au-delà, en catalysant une culture d'innovation, défenseur d'une société plus juste et alignée avec les valeurs éthiques de progrès partagé.

L'Histoire de Microsoft sous Satya Nadella

Approche empathique : Satya Nadella, lors de sa prise de fonction en tant que PDG de Microsoft, a hérité d'une organisation confrontée à de sérieux défis. Il a opté pour un leadership centré sur l'empathie, l'innovation continue et une culture de la croissance.

Transformation culturelle: Sous sa direction, Microsoft a redéfini son champ d'action, intégrant massivement le cloud computing tout en réinventant sa culture interne. La transformation n'était pas seulement technologique mais aussi humaine, visant une ouverture accrue et une inclusion renforcée.

Résultats spectaculaires: Les résultats de cette nouvelle orientation ont été non seulement spectaculaires mais également durables. L'entreprise a regagné non seulement sa position de leader industriel mais aussi le respect et la confiance de ses employés, prouvant que l'écoute et l'innovation ensemble peuvent revitaliser même les géants de l'industrie.

Exemple Inspirant de Nelson Mandela

Réconciliation comme puissance : Mandela a démontré le pouvoir de la réconciliation dans un pays déchiré par des années de politiques oppressives. À travers son exemple personnel de résistance non violente et d'intégrité sans faille, il a transformé la douleur du passé en une marche vers un futur plus prometteur.

Vision unificatrice : Avec une compréhension approfondie des enjeux sociaux, Mandela a uni diverses factions en Afrique du Sud, posant les bases d'une nouvelle nation tournée vers la justice et l'égalité.

Renouveau durable : Ce renouveau n'était pas seulement politique, mais transcendantal, inspirant le monde entier à adopter des valeurs de paix et de cohésion, tout en réaffirmant la puissance d'un leadership sage et éclairé.

Nelson Mandela a choisi le pardon et la réconciliation pour apaiser les tensions en Afrique du Sud. Un exemple concret est la création de la Commission Vérité et Réconciliation, où les victimes et les auteurs d'abus ont pu témoigner publiquement. Ce processus a non seulement permis de reconnaître les injustices passées, mais aussi d'instaurer une paix durable fondée sur l'inclusion et la justice.

Leçon à retenir : L'Art de transformer

Comprendre pourquoi un leadership efficace est crucial pour le progrès et l'innovation est au cœur de ce livre. Il ne s'agit pas simplement d'administrer les tâches quotidiennes de manière routinière, mais de voir au-delà de l'horizon, de challenger les normes établies, et de rechercher constamment des moyens de transcender les défis qui se présentent. L'art de transformer repose sur la capacité d'un leader à transformer chaque obstacle en une source d'apprentissage et de croissance, nourrissant non seulement sa propre vision, mais aussi celle de ses équipes.

Un leadership efficace se manifeste par une volonté inébranlable de pousser les limites tout en ajustant les stratégies si nécessaire. C'est un engagement constant envers le changement et l'amélioration. Le leadership, c'est oser l'incertitude. C'est choisir de plonger, même sans voir le fond. Car ce n'est qu'en osant qu'on transforme l'avenir. Découvrir le potentiel caché dans chaque challenge mène souvent à des révélations qui peuvent changer le cours d'une carrière ou d'une vie entière, prouvant ainsi que la transformation est bien plus qu'une simple ambition ; elle est une nécessité pour un impact durable et significatif.

Retour : transformation par le leadership

Revenons à l'anecdote initiale, où un leader a transformé la crise en opportunité. Cette histoire incarne le précepte selon lequel une vision claire, combinée à des actions stratégiques déterminées, rend possible, et parfois inévitable, une transformation notable. L'effort de ce leader pour ne pas succomber à la panique lors de la crise illustre que la clé réside dans l'approche adoptée face à l'adversité. Sa capacité à reformuler les problèmes en défis à surmonter a pavé la voie pour des solutions novatrices et des succès inédits.

Chaque leader peut tirer des enseignements précieux de cet exemple en adoptant un état d'esprit qui voit les échecs non pas comme des fins, mais comme des portails vers de nouveaux commencements. C'est par cet état d'esprit de résilience et de vision inspirée que les leaders sculptent leurs propres destins, transformant le leadership en un art qui façonne l'avenir.

Transition : Introduction à la résilience

Alors que nous comprenons l'importance du leadership, nous devons également reconnaître que la résilience est une qualité essentielle pour tout leader souhaitant réussir. La résilience, en tant que capacité à rebondir et à se relever après chaque épreuve, doit être intégrée dans l'ADN de chaque leader. Au prochain chapitre, nous explorerons plus en profondeur les caractéristiques qui composent un leader résilient, apte à naviguer dans les eaux tumultueuses du changement et à guider ses équipes avec confiance et vision dans un monde de transitions constantes.

Ce passage à la résilience signale l'engagement vers une exploration plus introspective et stratégique des talents nécessaires pour mener un groupe à travers des périodes incertaines et défier les conventions existantes pour un meilleur avenir collectif.

Exercice pratique : Identifier les défis actuels

Question de réflexion : Considérez votre rôle de leader au sein de votre organisation. Prenez un moment pour réfléchir aux défis majeurs auxquels vous faites face actuellement. Quels sont les obstacles qui, selon vous, freinent le développement ou l'efficacité de votre équipe ?

Exercice :

- Listez les Défis Actuels : Écrivez une liste de trois défis spécifiques que vous rencontrez en ce moment dans votre rôle. Il peut s'agir de problèmes de communication, de manque de ressources, ou de changements organisationnels.
- Analysez l'impact : Pour chaque défi, évaluez comment il affecte votre équipe.
  - Affecte-t-il le moral de l'équipe ?
  - Ralentit-il les processus de travail ?
  - Est-ce qu'il crée des tensions entre les membres de l'équipe ?

- Stratégies de résolution : Proposez une ou deux stratégies que vous pourriez mettre en place pour surmonter chaque défi. Considérez les actions à court et à long terme.
- Évaluez vos compétences : Identifier une compétence personnelle que vous pourriez développer pour mieux gérer ces défis. Est-ce la communication, la gestion du temps, ou la résolution de problèmes ?

Discussion de groupe (facultatif) : Partagez vos réflexions avec un pair ou un mentor pour obtenir une perspective extérieure et d'autres suggestions sur la façon de traiter ces défis.

En engageant cette réflexion, vous serez mieux préparé à naviguer dans les complexités de votre rôle de leader et à transformer les obstacles en opportunités de croissance.

Ce premier chapitre met en lumière l'importance cruciale d'un leadership efficace capable de naviguer avec bravoure et innovation dans le monde moderne en perpétuel changement. Nous avons exploré des principes clés tels que la communication claire, la résilience face à l'adversité, et la capacité d'inspirer son équipe par l'exemple. Ces éléments ne sont pas simplement des compétences, mais des fondations qui soutiennent le leader dans la construction d'un environnement dynamique et prospère.

Il est encouragé de prendre pleinement conscience des défis spécifiques qui se dressent dans la démarche de leadership. Ce processus de réflexion stratégique devrait s'appuyer sur les forces présentes et celles de l'équipe pour transformer chaque obstacle en opportunité d'apprentissage et de croissance. En appliquant ces principes avec détermination et innovation, il devient possible de guider une organisation vers un avenir marqué par la réussite collective et la croissance durable.

CHAPITRE 2
LA FORCE DE LA RÉSILIENCE

Définir la résilience en leadership

La résilience ne consiste pas seulement à endurer l'adversité. C'est un processus d'adaptation, de transformation et d'apprentissage face aux défis. Un leader résilient ne se contente pas d'endurer les difficultés ; il les utilise comme levier pour renforcer son organisation, stimuler l'innovation et mobiliser ses équipes. Une étude de Harvard Business Review (2021) indique que les entreprises dirigées par des leaders résilients ont 1,8 fois plus de chances de surmonter une crise par rapport à celles dont la gestion reste rigide.

En leadership, la résilience repose sur trois piliers :

- *L'adaptabilité :* Ajuster ses stratégies à un contexte en perpétuelle évolution.
- *L'apprentissage :* Voir chaque revers comme une opportunité d'amélioration.
- *L'inspiration :* Transformer l'échec en moteur de croissance pour son équipe.

Lorsqu'une organisation adopte ces principes, elle développe une culture où la motivation et la confiance persistent même dans les périodes d'incertitude.

Avantages de la résilience en temps de crise

La résilience est un véritable atout stratégique. Elle ne se limite pas à garantir la survie en période de crise, mais crée un environnement propice à la créativité et à l'innovation. Face aux bouleversements, les organisations les plus résilientes ne subissent pas passivement les événements, mais réagissent avec agilité, développant des solutions adaptées aux nouvelles contraintes.

Une enquête de McKinsey (2022) indique que 76 % des dirigeants considèrent la résilience organisationnelle comme un levier essentiel pour stimuler l'innovation, notamment dans les secteurs technologiques et des services. Un environnement résilient se traduit par une plus grande souplesse dans la prise de décision, une meilleure gestion du stress et une capacité accrue à identifier des opportunités cachées derrière les crises.

Les leaders qui favorisent la résilience obtiennent plusieurs résultats concrets : un climat de confiance où les employés osent prendre des initiatives, une meilleure adaptation aux perturbations et une anticipation plus efficace des risques. Une étude de Carol Dweck (Stanford University, 2017) montre que les équipes dirigées par des leaders qui valorisent l'apprentissage par l'échec affichent une performance 34 % supérieure en résolution de problèmes. Cette capacité à rebondir et à tirer des enseignements de chaque difficulté assure à l'organisation un avantage compétitif durable et une culture d'apprentissage en continu.

La Résilience à travers l'adversité

Un matin d'hiver glacial, Oprah Winfrey s'adresse à son audience. Sa voix résonne : « La plus grande gloire n'est pas de ne jamais tomber, mais de se relever à chaque chute. » Cette phrase incarne la résilience qui a façonné son parcours.

Ce mantra illustre la philosophie qui a guidé Oprah tout au long de sa vie. Issue d'un milieu défavorisé, confrontée à des épreuves personnelles intenses, elle a transformé chaque difficulté en une source de force et de détermination. Son parcours, semé d'embûches, montre que la résilience ne consiste pas seulement à survivre aux épreuves, mais à les utiliser comme tremplin vers un avenir plus grand. Dans l'histoire de Winfrey, chaque épreuve à laquelle elle a fait face a été transformée en une occasion d'apprentissage et de progression personnelle.

Dans un contexte de leadership, cette capacité à rebondir après un échec est essentielle. Un leader résilient ne voit pas l'échec comme une fin, mais comme une étape dans un processus d'amélioration continue. Cette capacité à transformer les crises en opportunités renforce non seulement la position du leader, mais inspire également son entourage à adopter une attitude proactive face aux défis.

La Résilience comme fondement du leadership

Dans un monde incertain, la résilience est plus qu'une simple qualité : elle devient une stratégie de leadership. Elle ne permet pas seulement aux dirigeants de survivre aux crises, mais leur offre la possibilité de façonner un avenir plus stable et innovant. Une analyse de Deloitte (2023) montre que les entreprises qui intègrent la résilience dans leur stratégie affichent une croissance 30 % plus rapide après une crise.

Pour un leader, cela signifie maintenir le moral des équipes malgré les incertitudes, incarner une vision inspirante et transformer l'adversité en moteur d'innovation. Une enquête de PwC (2022) auprès de 3 000 PDG a révélé que 85 % des dirigeants les plus performants considèrent la résilience comme une compétence essentielle pour naviguer à travers les crises économiques et technologiques.

Un leadership résilient ne se contente pas de réagir aux crises : il les prévient, les anticipe et en fait un levier de transformation. Cette capacité à façonner l'avenir malgré les turbulences distingue les grands leaders de ceux qui se contentent de subir les événements.

Stratégies pour développer la résilience

La résilience se construit avec intention et méthode. Voici trois stratégies clés :

- *Cultiver un état d'esprit de croissance :* Apprendre à considérer chaque échec comme une opportunité d'amélioration.
- *Encourager le feedback :* Ouvrir un dialogue où l'erreur devient une source d'apprentissage et de progrès.
- *Renforcer la capacité d'adaptation :* s'entraîner à analyser rapidement les situations et à ajuster ses décisions en conséquence.

Lorsqu'un leader applique ces principes, il construit une organisation capable de traverser les crises avec agilité et détermination.

La Résilience comme catalyseur

La résilience, au-delà de la simple capacité à surmonter des obstacles, est un moteur puissant de transformation et d'innovation. Pour un leader, persévérer malgré les revers et s'adapter aux changements imprévus devient une seconde nature. Cette persévérance permet de guider son équipe à travers le tumulte vers des rivages plus sûrs et prospères. Mais la résilience est bien plus qu'une réponse temporaire aux crises ; c'est une force dynamique qui alimente une culture d'amélioration continue.

En intégrant la résilience dans leur style de leadership, les leaders apprennent à voir les échecs non pas comme des fins, mais comme des étapes cruciales vers de plus grandes réussites. Cette perspective proactive encourage non seulement une adaptation rapide et efficace, mais elle instille également une confiance partagée dans la capacité collective de l'équipe à initier des changements positifs. La résilience libère l'innovation inhérente en chaque membre de l'équipe, car elle permet une expérimentation audacieuse sans la peur paralysante de l'échec.

Ainsi, en adoptant une vision où chaque défi est une opportunité d'apprentissage et de croissance, un leader peut transformer son organisation en un environnement vibrant et innovant. Cette démarche proactive fortifie non seulement la structure interne de l'organisation mais la prépare également à prospérer dans des environnements externes changeants et souvent imprévisibles. La résilience devient alors un catalyseur essentiel, assurant que l'innovation et la force collective soient continuellement nourries et enrichies. Une étude du World Economic Forum (2022) sur le leadership résilient a montré que les entreprises ayant une culture axée sur la résilience et l'innovation sont 2,5 fois plus susceptibles de réussir leurs transformations numériques.

La Résilience, un mode de vie

En réfléchissant à la citation initiale, nous réalisons que la résilience ne se limite pas à être une simple réaction aux épreuves, mais incarne un véritable choix de vie conscient. Ce choix implique un engagement constant à se relever, plus fort, à chaque chute. Elle devient ainsi le fil conducteur qui tisse une existence pleine de courage et d'accomplissement.

Chaque épreuve devient une leçon précieuse, forgeant non seulement le caractère du leader mais aussi celui de chaque membre de l'équipe. La résilience développe une robustesse intérieure qui prépare chacun à affronter les défis futurs avec confiance et détermination. En incarnant ce mode de vie, les leaders inspirent leur entourage à voir les difficultés non pas comme des menaces mais comme des possibilités de se renforcer et de s'améliorer collectivement.

Il s'agit de cultiver une mentalité où la résilience ne se manifeste pas uniquement lors de grandes crises, mais imprègne chaque acte quotidien, chaque interaction et décision. C'est une philosophie qui incite à une prise de responsabilité personnelle et à un engagement envers ses propres valeurs, propulsant ainsi un leadership qui inspire et mobilise activement vers un avenir rempli de promesses et de réalisations.

Vers la communication empathique

La résilience ouvre la voie à une autre qualité tout aussi essentielle : la communication empathique. Ce trait est fondamental pour renforcer les liens entre les membres de l'équipe, favorisant un climat d'harmonie et de collaboration. Dans le prochain chapitre, nous explorerons comment cultiver une compréhension empathique peut révolutionner les interactions interpersonnelles au sein des organisations. En période de changement, la communication, lorsqu'elle est chargée d'empathie, devient un outil puissant pour résoudre les conflits, inspirer les équipes et construire des relations professionnelles durables et prospères.

La communication empathique est plus qu'une simple juxtaposition d'une bonne communication et d'une attitude compatissante ; elle est une stratégie intégrée qui reconnaît la valeur de chaque perspective et encourage le partage ouvert d'idées et d'émotions. Elle contribue à forger des environnements de travail où la diversité est véritablement célébrée et où chaque voix est entendue et respectée, augmentant ainsi non seulement l'efficacité du leadership mais aussi la satisfaction et la coopération au sein de l'équipe entière.

Exemples de Résilience en Action

Le cas Toyota :
Une crise transformée en opportunité

En 2010, Toyota a traversé une crise majeure après le rappel de plusieurs millions de véhicules pour des défauts techniques. Plutôt que de minimiser la situation, l'entreprise a adopté une approche transparente et proactive : enquêter rigoureusement sur les causes des problèmes ; réviser et améliorer ses processus de contrôle qualité ; renforcer la communication avec les clients et les partenaires.

Cette résilience lui a permis de rebondir rapidement et de renforcer sa réputation, prouvant que gérer une crise avec transparence et responsabilité peut mener à une transformation positive.

Nelson Mandela : La résilience comme force de changement

Nelson Mandela a passé 27 ans en prison sous l'apartheid. À sa libération, il aurait pu choisir la revanche. Mais il a opté pour la réconciliation nationale.

Il a mis en place la Commission Vérité et Réconciliation, offrant aux victimes et aux bourreaux un espace pour s'exprimer. Cette démarche a permis : la reconnaissance publique des injustices passées ; une transition pacifique vers la démocratie; une réunification nationale fondée sur la justice et l'inclusion.

Son leadership incarne la résilience sous sa forme la plus élevée : transformer une douleur personnelle en un levier de transformation collective.

La Résilience des petites entreprises pendant la pandémie de COVID-19

La pandémie de COVID-19 a éprouvé les petites entreprises à travers le monde. Beaucoup ont réussi à survivre grâce à une résilience remarquable. (i) adopter des solutions numériques (ventes en ligne, campagnes sur les réseaux sociaux); (ii) diversifier leur offre pour répondre à de nouveaux besoins; (iii) renforcer leurs relations avec les clients à travers une communication personnalisée.

Un exemple marquant est celui d'une propriétaire de café, qui a dû fermer temporairement son commerce. Elle a développé un service de livraison de repas et a utilisé Instagram pour maintenir le lien avec ses clients fidèles. Cette initiative lui a permis non seulement de stabiliser ses revenus, mais aussi de fidéliser davantage sa clientèle.

Un rapport de la Banque Mondiale (2021) indique que 58 % des petites entreprises qui ont adopté une stratégie numérique pendant la pandémie ont vu leur chiffre d'affaires se stabiliser ou croître, malgré les perturbations économiques.

Ces exemples montrent que l'innovation et l'adaptation sont des clés pour surmonter les crises globales.

La Résilience Environnementale de Singapour

Singapour, petit État insulaire vulnérable au changement climatique, a investi dans des solutions innovantes pour garantir sa durabilité. (i) création d'usines de dessalement pour l'autonomie en eau; (ii) gestion stratégique des ressources naturelles; (iii) développement d'infrastructures résilientes face aux élévations du niveau de la mer.

Ces initiatives illustrent que la résilience peut être planifiée à l'avance pour transformer des vulnérabilités en avantages stratégiques.

L'Histoire de la Résilience d'Oprah Winfrey

Cette histoire de lutte personnelle et de triomphe incarne le principe selon lequel la résilience transcende la simple persévérance; elle devient un mécanisme puissant de transformation personnelle et professionnelle. À l'instar d'Oprah Winfrey, qui a transformé ses épreuves en forces motrices, le leadership efficace repose sur cette capacité à se renouveler face à l'adversité.

Oprah Winfrey est une véritable icône de la résilience. Sa vie, semée de défis personnels et professionnels, témoigne de sa capacité exceptionnelle à transformer la douleur en pouvoir. Dès son enfance, marquée par des abus, jusqu'à son ascension fulgurante dans l'industrie médiatique, chaque épreuve affrontée par Oprah a été convertie en un chapitre fort et émancipateur de son histoire personnelle.

- Défis personnels transformés : Winfrey a utilisé ses expériences douloureuses comme pierre angulaire pour bâtir son empire médiatique, encourageant les autres à surmonter leurs difficultés à travers des récits inspirants de transformation et de guérison.
- Empire médiatique érigé : Avec résilience comme pilier central, elle a construit un empire médiatique qui non seulement divertit mais éduque et élève.
- Modèle de résilience : Oprah est devenue un exemple vivant pour des millions, démontrant que la résilience transcende les obstacles et peut être cultivée pour atteindre des niveaux de réussite inimaginables.

L'Expérience de Winston Churchill

Durant la Seconde Guerre mondiale, Winston Churchill s'est trouvé face à d'innombrables crises. Sa résilience inébranlable a joué un rôle crucial dans le maintien du moral britannique lorsque les ténèbres semblaient s'étendre. Sa déclaration célèbre, "Never give in - never, never, never," continue de résonner comme un appel à la persévérance et à la ténacité.

- Leadership durant la guerre : Malgré les menaces colossales, Churchill a maintenu une vision déterminée de victoire, encourageant constamment ses compatriotes à ne jamais capituler face à la tyrannie.
- Résonance actuelle : Aujourd'hui encore, ses enseignements encouragent ceux qui se sentent dépassés à puiser dans leur résilience innée pour affronter les difficultés.
- Vision de persévérance : Par sa résilience et son courage, Churchill a réitéré que même dans les circonstances les plus sombres, les leaders doivent être les phares guidant leurs peuples vers la lumière.

La résilience n'est pas seulement une réponse aux crises, mais une capacité à naviguer activement dans l'incertitude. Les leaders qui intègrent cette qualité à leur style de gestion transforment les obstacles en tremplins, créant ainsi des organisations plus robustes, adaptables et prospères. Que ce soit par des exemples individuels comme Nelson Mandela ou des initiatives stratégiques comme celles de Singapour, la résilience est un moteur essentiel de transformation et de croissance. En ancrant notre compréhension de la résilience, nous pouvons inspirer un changement significatif et durable dans nos environnements de travail et au-delà.

Exercice pratique : Évaluer sa résilience

Question de réflexion : réfléchissez à une situation récente où vous avez rencontré un obstacle majeur dans votre rôle de leader. Comment avez-vous réagi face à cet obstacle ?

Exercice :

- Décrivez la situation : Écrivez en détail une situation où vous avez dû faire face à un défi significatif.
- Analysez votre réaction : Notez comment vous avez abordé ce défi.
  - Avez-vous cherché des solutions alternatives ?
  - Avez-vous demandé de l'aide ou des avis extérieurs ?
  - Comment avez-vous géré le stress lié à cette situation ?
- Identifiez les Compétences de Résilience : Pour chaque étape de votre réaction, identifiez les compétences de résilience que vous avez utilisées ou que vous auriez pu utiliser pour mieux gérer la situation.
- Stratégies pour renforcer la résilience : Listez deux à trois stratégies que vous pouvez adopter à l'avenir pour améliorer votre résilience face aux défis.

Dans le voyage dynamique du leadership, la résilience se révèle être un fil conducteur essentiel. Au cours de ce chapitre, nous avons découvert que la capacité à rebondir face à l'adversité est non seulement cruciale pour le progrès personnel, mais aussi pour le succès collectif. Les exemples examinés illustrent clairement que la résilience ne se limite pas à surmonter les défis, mais consiste à les transformer en tremplins vers une plus grande innovation et un impact durable.

L'accent doit être mis sur l'investissement dans le développement de la résilience, avec la même rigueur que pour le développement des compétences techniques. Chaque obstacle doit être perçu comme une opportunité d'apprentissage et de croissance, renforçant ainsi les capacités de leadership tout en inspirant l'équipe à s'épanouir dans un environnement en constant changement. En cultivant cette résilience, il est possible de propulser le leadership au-delà des attentes vers un avenir brillant et plein de succès.

CHAPITRE 3
LA COMMUNICATION EMPATHIQUE

Une Transformation par l'écoute

Dans une salle de réunion animée au cœur de la Confédération des États de l'Alliance du Sahel (AES), un leader communautaire écoute attentivement les acteurs locaux. Son objectif : comprendre leurs préoccupations et leurs propositions pour un projet de développement. Il capte chaque mot avec attention et perçoit les émotions au-delà du sens des phrases. À mesure que les échanges progressent, il hoche la tête pour montrer son engagement, reformule les propos pour s'assurer de leur justesse, et offre un contact visuel bienveillant qui témoigne de son respect.

Ce simple acte d'écoute transforme les tensions initiales en dialogue constructif. Au fil de la discussion, les résistances s'apaisent, les malentendus se dissipent et les idées commencent à émerger de manière plus fluide. Ce moment illustre avec force la puissance de la communication empathique, qui permet de bâtir des relations fondées sur la compréhension et la confiance mutuelles. Une étude de Harvard Business Review (2020) a révélé que les équipes dirigées par des leaders pratiquant l'écoute active enregistrent une amélioration de 30 % de leur productivité et de leur engagement.

Dans un monde où la communication devient souvent superficielle et rapide, la capacité à écouter véritablement et avec empathie est une compétence précieuse et rare. Cette approche ne repose pas seulement sur une volonté de compréhension, mais sur un engagement sincère à valoriser les émotions et les besoins de chacun. Elle constitue l'un des piliers d'un leadership efficace, capable de transcender les barrières culturelles et organisationnelles pour instaurer un environnement où la collaboration et l'innovation prospèrent.

La Communication empathique renforce le Leadership

À une époque où la communication est souvent réduite à des échanges formels et des interactions numériques, développer une capacité à comprendre et partager les émotions devient un atout essentiel pour les leaders. Elle va au-delà de l'écoute : elle permet de se mettre à la place de l'autre, d'accueillir son ressenti sans jugement et de créer un climat de respect et de valorisation.

Cette compétence est précieuse pour plusieurs raisons. Premièrement, elle renforce la cohésion des équipes en instaurant un climat de confiance et de respect mutuel. Deuxièmement, elle favorise la motivation individuelle, en montrant aux collaborateurs que leur voix compte et qu'ils sont des acteurs clés dans la réussite de l'organisation. Enfin, elle améliore la prise de décision, en permettant aux leaders de prendre en compte des perspectives variées avant d'établir une stratégie.

Un exemple marquant est celui d'une gestionnaire confrontée à un conflit entre deux membres de son équipe. Plutôt que d'imposer une solution arbitraire, elle a pris le temps d'écouter activement chaque partie, en posant des questions ouvertes et en reformulant leurs propos pour s'assurer d'une compréhension mutuelle. Grâce à cette démarche, les tensions se sont dissipées et les collaborateurs ont pu trouver un terrain d'entente, aboutissant à une meilleure dynamique d'équipe.

L'importance de cette approche est confirmée par une enquête de Gallup (2021) qui a révélé que les employés qui se sentent écoutés et valorisés sont 4,6 fois plus susceptibles d'être engagés au travail, ce qui impacte directement la productivité et la satisfaction professionnelle.

Définir la communication empathique

La communication empathique ne se limite pas à entendre les paroles d'autrui. Elle implique une compréhension en profondeur des émotions et du contexte sous-jacent. Un leader qui la maîtrise sait décoder les signaux non verbaux, adapter son langage en fonction des sensibilités de son interlocuteur et offrir un espace où chacun peut s'exprimer sans crainte d'être jugé.

Les trois piliers de la communication empathique :

- L'écoute active : Porter une attention totale à l'interlocuteur, reformuler ses propos et poser des questions pertinentes.
- La validation émotionnelle : Reconnaître ses sentiments sans minimiser ses préoccupations.
- L'adaptation du langage : Choisir les bons mots et un ton approprié pour un échange respectueux.

Les Avantages d'une approche empathique

Utiliser la communication empathique apporte de nombreux avantages en leadership, notamment :

- Amélioration de la collaboration. Les équipes qui se sentent entendues et comprises sont plus enclines à travailler ensemble de manière harmonieuse et efficace. Elles partagent l'enthousiasme de contribuer à un objectif commun, ce qui renforce la dynamique collective. Une étude de McKinsey (2022) a démontré que les entreprises qui encouragent une communication empathique constatent une réduction de 40 % des conflits internes, contribuant à un environnement de travail plus fluide et collaboratif.
- Stimulation morale. En se sentant valorisés et compris, les employés voient leur motivation rehaussée. Cela conduit non seulement à une meilleure performance au travail, mais aussi à une satisfaction personnelle accrue.
- Réduction des conflits. Une approche empathique diminue sensiblement les malentendus et les confrontations. En reconnaissant les émotions des autres, les leaders favorisent un climat de respect mutuel et de paix. Une étude de l'Université de Berkeley (2020) a montré que les dirigeants perçus comme empathiques réduisent le stress organisationnel de 30 % et augmentent la coopération entre collègues.

Techniques pour améliorer l'écoute empathique

Pour exceller dans la communication empathique, les leaders peuvent employer plusieurs techniques importantes :

- Pratiquer une écoute attentive : Ne pas interrompre, poser des questions ouvertes et reformuler les propos pour s'assurer de leur bonne compréhension.
- Adopter un langage corporel positif : Maintenir un contact visuel bienveillant, hocher la tête en signe d'approbation et adopter une posture ouverte.
- Exprimer une reconnaissance sincère : Montrer explicitement aux interlocuteurs que leurs idées sont prises en compte et appréciées.

Un exemple illustratif est celui de Jacinda Ardern, Première ministre de Nouvelle-Zélande, qui, lors des attentats de Christchurch, a incarné un leadership empreint d'empathie. En écoutant activement les victimes et en répondant à leurs préoccupations avec sincérité, elle a su rassembler son peuple et inspirer un sentiment d'unité nationale. Sa démarche a instillé un sens de stabilité et de confiance parmi la population, renforçant l'idée que l'empathie est au cœur d'une gouvernance efficace.

Une Situation de négociation réussie grâce à l'empathie

Dans une négociation commerciale tendue, un médiateur expérimenté intervient. Son approche empathique désamorce les tensions et favorise le dialogue. En se concentrant sur les intérêts et les émotions sous-jacents plutôt que sur les positions rigides, le médiateur transforme les oppositions initiales en solutions collaboratives durables.

Réinterprétation des différends : En permettant aux parties de se sentir comprises et respectées, la discussion évolue d'une confrontation à une conversation constructive.

Résultats positifs : Cette approche non seulement résout le conflit actuel mais renforce également les relations futures, établissant une base pour de futures collaborations fructueuses.

La Puissance de l'empathie

La communication empathique met en lumière la capacité dynamique des leaders à créer des environnements de travail fondés sur la confiance et la compréhension mutuelles. En priorisant l'écoute active et respectueuse, ils ouvrent la voie à une culture organisationnelle où le potentiel créatif est encouragé et les objectifs communs deviennent plus facilement atteignables. Cette approche transforme non seulement les relations interpersonnelles au sein de l'équipe mais accroît également le bien-être général de ses membres, car tous se sentent écoutés et valorisés.

De plus, cette dynamique favorise un climat où l'innovation peut prospérer, chaque membre de l'équipe ressentant un profond sentiment d'appartenance et une motivation intrinsèque à contribuer au succès collectif. En renforçant la coopération et en atténuant les conflits grâce à la communication empathique, les leaders facilitent un environnement où les idées novatrices émergent plus librement, garantissant ainsi que l'organisation reste compétitive et adaptable. Au-delà du simple professionnalisme, l'empathie devient le ciment qui unit la vision collective aux efforts individuels, permettant à chaque membre de l'équipe de s'épanouir pleinement.

Ceci illustre parfaitement le principe théorique selon lequel l'écoute empathique va au-delà de la simple écoute des mots; elle favorise une compréhension plus profonde et une connexion au sein de l'équipe. En démontrant cela par les actions d'un leader, il devient évident comment l'empathie peut démanteler les barrières et construire des environnements de collaboration.

Un Nouveau regard sur l'écoute

Revenons à cette réunion en AES : au-delà d'une simple pratique d'écoute, elle illustre comment l'écoute empathique transforme les dialogues et impacte profondément les esprits et les cœurs. En adoptant ce nouveau regard sur l'écoute, les organisations peuvent déclencher des changements significatifs dans leur mode de fonctionnement. Cette approche empathique permet de surmonter les barrières habituelles de communication et d'établir des relations professionnelles plus profondes et sincères.

Une écoute véritablement empathique ne permet pas seulement de dénouer des tensions immédiates, mais donne à chaque membre de l'organisation un rôle actif dans la création d'un environnement inclusif et collaboratif. Ce noble objectif transforme les structures organisationnelles rigides en systèmes flexibles, où le dialogue constructif est la norme et où la diversité des perspectives est non seulement respectée mais activement encouragée. En définissant ainsi les pratiques d'écoute, les leaders jettent les bases d'une transformation culturelle qui transcende les simples succès opérationnels pour atteindre des accomplissements holistiques et durables. Une enquête du World Economic Forum (2022) a révélé que les organisations où les employés se sentent écoutés et inclus sont 50 % plus innovantes que celles où la communication descendante prédomine.

L'Intégrité au cœur du Leadership

Sur la base des fondations solides établies par la communication empathique, le chapitre suivant se propose d'explorer comment une intégrité inébranlable peut renforcer l'efficacité et la pérennité du leadership. Ce concept central de l'intégrité joue un rôle crucial dans la construction d'un cadre de confiance dans les milieux professionnels. Nous nous attarderons sur les manières dont l'intégrité nourrit la confiance et l'engagement, et comment cette vertu fondamentale peut transformer profondément et solidifier une culture organisationnelle positive et résiliente. Une étude de PwC (2022) a montré que 81 % des employés considèrent que la transparence et l'écoute de la direction sont des éléments cruciaux de la satisfaction au travail.

En examinant ces principes à la lumière de situations réelles, les leaders peuvent apprendre à infuser leurs pratiques avec une clarté morale qui inspire la loyauté et la motivation parmi leurs équipes. L'engagement vers une intégrité indéfectible témoigne non seulement de l'éthique personnelle des leaders mais sert également de phare pour les organisations cherchant à aligner stratégiquement leurs valeurs avec leurs actions.

Dans un monde de plus en plus interconnecté, la communication empathique devient une compétence incontournable. Ce chapitre a démontré qu'une écoute active et empathique ne crée pas seulement des relations plus solides, mais encourage également une collaboration et une innovation accrues.

Il convient de considérer l'application de la communication empathique comme un fondement essentiel du leadership moderne. Cultiver l'empathie améliore non seulement les relations de travail, mais aussi la capacité d'innover et de s'adapter. En adoptant une écoute empathique approfondie, chaque interaction peut être transformée en opportunité de développement et de collaboration renforcée.

Exercice pratique : Évaluer la communication empathique

Question de réflexion : Considérez une récente interaction professionnelle où vous avez eu l'occasion d'écouter activement. Comment avez-vous montré à votre interlocuteur que ses paroles étaient entendues et comprises ?

Exercice :

- Décrivez l'interaction : Notez les détails de la situation, y compris les participants et le sujet principal de la discussion.
- Analysez votre écoute : Réfléchissez à la manière dont vous avez démontré votre écoute empathique.
  - Avez-vous employé des signes non verbaux, comme le contact visuel ou les hochements de tête ?
  - Avez-vous paraphrasé ou posé des questions pour clarifier et approfondir la compréhension ?
- Impact de l'écoute : Examinez l'impact de votre écoute sur la conversation et sur la relation avec l'interlocuteur.
  - Comment cela a-t-il affecté la discussion ?
  - Y a-t-il eu des changements dans le comportement ou l'attitude de la personne ?
- Amélioration de l'écoute : Identifiez deux méthodes pour renforcer votre capacité d'écoute empathique lors des futures interactions.

CHAPITRE 4
L'INTÉGRITÉ DANS LE LEADERSHIP

Une Crise de transparence

Dans le monde des affaires, préserver la transparence en temps de crise est un défi majeur. Les scandales récents ont montré qu'un manque d'intégrité peut entraîner une perte de confiance du public, une chute des investissements et une atteinte durable à la réputation. Pourtant, certaines organisations ont su transformer ces crises en opportunités grâce à une approche fondée sur l'honnêteté et la responsabilité.

Une multinationale technologique, impliquée dans un scandale de fraude comptable, a vu ses actions chuter et la confiance du public s'effondrer après l'annonce des pratiques frauduleuses. Face à cette situation, l'entreprise a opté pour une stratégie audacieuse : la transparence totale. Son PDG a convoqué une conférence de presse mondiale, assumant publiquement les erreurs commises. Il a exposé les failles du système interne et détaillé un plan de redressement rigoureux.

L'organisation a mis en place une commission indépendante pour auditer ses finances et renforcer ses contrôles internes. Elle a également créé un département dédié à l'éthique et à la transparence. Cette démarche a progressivement restauré la confiance des investisseurs et des consommateurs. Deux ans plus tard, l'entreprise avait récupéré 50 % de sa valeur boursière et était devenue une référence en matière de gouvernance éthique.

Cet exemple illustre comment l'intégrité, appliquée avec rigueur, peut transformer un scandale en une opportunité de renouveau. Une étude de PwC (2023) révèle que les entreprises adoptant des pratiques éthiques rigoureuses après une crise regagnent en moyenne 50 % de leur valeur boursière en deux ans. Loin d'être une simple question morale, l'intégrité représente donc un levier stratégique essentiel à la résilience et à la pérennité des entreprises.

L'Intégration de l'intégrité

L'intégrité en leadership n'est pas qu'une question d'image : c'est un levier stratégique essentiel à la crédibilité et à la pérennité. L'intégrité, en tant que valeur fondamentale, doit informer toutes les facettes de la prise de décision dans une organisation, du niveau exécutif aux moindres interactions quotidiennes. En adoptant des standards éthiques élevés, non seulement les entreprises parviennent à prévenir des crises potentielles, mais elles établissent également une culture organisationnelle solide qui résiste aux pressions externes et instabilités du marché.

L'intégrité fonctionne comme une boussole morale, guidant les actions d'une entreprise par un engagement envers la transparence et l'honnêteté. Un leader intègre fait preuve de courage pour aborder les erreurs et les défis de front, montrant ainsi l'exemple à ses équipes. Cette démonstration d'honnêteté agit comme un catalyseur de confiance, non seulement parmi les membres de l'organisation, mais aussi vis-à-vis des parties prenantes externes, qui voient en cette franchise un gage de fiabilité accrue. Selon une enquête de Deloitte (2022), 73 % des consommateurs sont plus enclins à acheter auprès d'une entreprise perçue comme éthique et transparente, illustrant l'importance de l'intégrité pour la réputation d'une organisation. Une étude de Harvard Business Review (2021) a montré que les dirigeants qui admettent ouvertement leurs erreurs renforcent la confiance de leurs employés de 35 %, favorisant ainsi une culture de responsabilité et de transparence.

En cultivant une image de marque fondée sur l'intégrité, les entreprises sont non seulement mieux équipées pour gérer les aléas ponctuels, mais elles ouvrent également la voie à une réputation de respect et de légitimité accrue. Les leaders doivent incarner à chaque instant les valeurs qu'ils aspirent à voir se refléter dans l'organisation, assurant ainsi que les objectifs opérationnels sont poursuivis dans un cadre éthique irréprochable.

Le cœur d'une telle stratégie consiste à galvaniser une culture où la parole donnée est sacrée et où l'engagement éthique est inébranlable. Cela crée un environnement où les employés sont motivés et engagés, sachant que le lieu où ils travaillent respecte les plus hauts standards moraux. Au-delà des bénéfices immédiats de la liaison de confiance que cela crée avec les consommateurs et les partenaires commerciaux, cette approche permet de poser les bases pour un succès durable qui prend racine dans la reconnaissance de la valeur d'une telle intégrité au sein du leadership d'entreprise.

Impact de l'intégrité sur la culture organisationnelle

L'intégrité n'est pas qu'un principe de leadership : elle est le socle de la culture organisationnelle. Lorsqu'une entreprise l'applique concrètement, elle crée un environnement fondé sur la transparence, l'honnêteté et la confiance, tant en interne qu'en externe. Cette solide base permet non seulement de naviguer plus sereinement à travers la complexité des opérations commerciales modernes mais sert également de tremplin vers des avancées stratégiques et éthiques durables.

En cultivant une telle culture, l'organisation s'érige comme un bastion de collaborations constructives, où chaque individu se sent valorisé et motivé à s'aligner sur des valeurs communes. Une telle cohésion crée un climat propice à l'épanouissement des initiatives et des innovations sans crainte de manipulation ou de duplicité. Les employés y trouvent un terreau fertile pour développer et exprimer pleinement leur potentiel créatif, contribuant ainsi au progrès collectif.

Un autre avantage clé est que les organisations robustes en termes d'intégrité se montrent souvent plus agiles et réactives aux évolutions du marché. Elles attirent des talents engagés et proactifs, désireux non seulement de contribuer mais d'apprendre et d'évoluer au sein d'un cadre éthique solide. Cette attraction de talents de haut calibre renforce une culture de renouveau constant et de croissance soutenue, garantissant non seulement la résilience mais aussi la longévité de l'entreprise dans des environnements concurrentiels. En favorisant un espace où la transparence règne et chaque voix se sent entendue, l'organisation prospère non seulement en son sein, mais établit également des relations de confiance et de coopération robuste avec ses parties prenantes externes. Un rapport de l'OCDE (2022) indique que les entreprises ayant un fort ancrage éthique affichent une résilience financière 20 % supérieure à celles ayant des antécédents de manquements à l'intégrité.

Comment promouvoir l'intégrité

Promouvoir l'intégrité au sein d'une organisation demande des efforts continus et une mise en place de stratégies précises pour s'assurer que cette valeur est profondément ancrée dans la culture de l'entreprise. Une étude de McKinsey (2021) a révélé que les entreprises qui intègrent des programmes de formation à l'éthique pour leurs employés réduisent de 40 % les risques de non-conformité et de fraude interne.

Voici quelques approches stratégiques pour l'implémenter efficacement :

- Leadership par l'exemple : Les leaders inspirent par leurs actes. En incarnant les valeurs qu'ils prônent, ils renforcent la culture éthique de l'entreprise. Cela signifie prendre des décisions difficiles lorsque nécessaire, agir en accord avec des normes éthiques élevées, et montrer aux employés comment naviguer sur des terrains moralement complexes.
- Formation et sensibilisation : L'éducation régulière sur l'intégrité renforce son importance et rappelle aux employés leur rôle dans le maintien d'un environnement éthique. Des programmes de formation continue, qui abordent à la fois l'éthique professionnelle et les implications personnelles de la prise de décision conforme à ces principes, aident à prévenir les violations de l'intégrité.
- Systèmes de gouvernance transparents : Établir des mécanismes clairs et transparents de gouvernance contribue à garantir que chaque décision prise dans l'organisation est

éthique et responsable. Cela inclut d'avoir des processus de vérification en place pour surveiller les pratiques de l'organisation, et de s'assurer que les conséquences des actions non conformes aux normes d'intégrité sont justes mais dissuasives.

- Culture du dialogue ouvert : Cultiver un environnement où la communication est encouragée, sincère et ouverte, permet à tous les membres de l'organisation d'exprimer librement leurs préoccupations éthiques, sans crainte de répercussions. Créer des canaux sécurisés pour signaler les infractions potentielles et les préoccupations éthiques renforce la confiance parmi les employés, garantissant ainsi que l'intégrité reste une priorité.

En intégrant ces stratégies, une organisation ne se contente pas uniquement de prôner l'intégrité mais la vit au quotidien. Cela non seulement renforce la réputation de l'entreprise en tant que partenaires fiables mais assure également que le cadre opérationnel ne se contente pas de poursuivre des objectifs à court terme mais vise la durabilité et le succès à long terme.

L'Exemple d'Eleanor Roosevelt

Eleanor Roosevelt reste une icône intemporelle d'intégrité en leadership. En tant que Première Dame, elle a exemplifié une transparence honnête dans les défis de son époque. Elle a confronté les enjeux difficiles avec courage et détermination, tout en plaidant pour les droits humains et l'égalité. Son engagement indéfectible envers l'éthique a non seulement transformé les politiques internes mais a inspiré un mouvement mondial en faveur de la dignité humaine et de la justice sociale.

Roosevelt a prouvé que l'intégrité en leadership peut forger un impact durable et étendre son influence pour inclure des aspects sociaux plus vastes. Sa vie témoigne de l'importance de l'honnêteté personnelle et de l'éthique collective, montrant comment une singulière volonté de faire le bien peut changer le monde. Son héritage continue d'inspirer ceux qui cherchent à laisser une empreinte positive sur l'humanité.

Une Entreprise reconstruite grâce à l'intégrité

Une entreprise technologique connue pour ses pratiques douteuses a décidé de se restructurer en plaçant l'intégrité au cœur de ses opérations. En établissant un code éthique clair et en respectant les engagements, elle a envisagé une nouvelle trajectoire pour réparer sa réputation ternie. En se concentrant sur la transparence et la responsabilité, elle a retrouvé la confiance de ses clients et a renforcé ses relations avec ses employés.

Ce retour à des valeurs fondamentales a permis d'instaurer un environnement dynamique, propice à l'innovation et à la croissance soutenue. L'entreprise en question est devenue un exemple vivant de la façon dont l'intégrité peut changer non seulement la perception publique mais aussi l'essence même de la structure organisationnelle. En plaçant l'honnêteté et l'ouverture en priorité, elle a prouvé que la reconstruction est non seulement possible mais également bénéfique pour l'avenir à long terme.

L'Intégrité comme pilier fondamental

Bien plus qu'un principe éthique, l'intégrité façonne durablement la manière dont les entreprises interagissent avec leurs équipes et leurs partenaires. En promouvant un environnement où la transparence, le respect, et la responsabilité sont au cœur des opérations, les entreprises ne se contentent pas simplement de répondre aux attentes modernes, elles construisent un avenir durable en nourrissant la confiance mutuelle, en catalysant l'innovation, et en établissant un cheminement vers un succès pérenne.

Lorsque les leaders s'engagent à faire de l'intégrité la pierre angulaire de leur approche, ils renforcent la culture de l'organisation en légitimant des décisions éthiques comme norme. Cette orientation stratégique non seulement solidifie la fidélité interne parmi les employés mais projette également une image de fiabilité et d'honorabilité à l'échelle mondiale. Ainsi, ces leaders jouent le rôle de gardiens de l'éthique, guidant leurs équipes à travers des pratiques qui non seulement respectent les normes juridiques, mais qui s'alignent aussi avec une boussole morale forte.

L'intégrité assure que les relations professionnelles s'enracinent dans un fertile terreau de confiance, supprimant ainsi les éléments de méfiance qui peuvent entraver la collaboration et l'innovation. À l'intérieur de cette bulle de transparence et d'honnêteté, les talents émergent et les idées novatrices prennent leur envol, favorisant une croissance agile dans un monde en perpétuelle évolution. Les organisations qui incarnent authentiquement ces principes attirent naturellement des partenaires fiables et des clients fidèles, construisant ainsi une réputation non seulement enviable mais également enviée. En conclusion, l'intégrité comme pilier fondamental devient un manège indélébile de succès organisationnel, propulsant toute institution vers une existence marquée par l'honnêteté, le respect, et une prospérité collective.

Réflexion sur la transparence

Revenant à notre situation initiale de crise de transparence, il devient clair que l'adoption de l'intégrité comme principe directeur a radicalement transformé ce qui aurait pu entraîner des conséquences désastreuses en un exemple éclatant de leadership de confiance. L'intégrité, en tant que valeur fondamentale, a non seulement démontré sa puissance transformatrice, mais elle a également validé sa capacité à initier une véritable renaissance au sein de l'entreprise. Ce retour à des pratiques honnêtes et transparentes a non seulement apaisé les critiques mais a également permis à l'entreprise de redessiner les contours de son succès, fondé cette fois sur des bases solides et saines.

En choisissant résolument le chemin de l'honnêteté, un leader ne se contente pas de réparer des erreurs passées ; il installe également les bases d'un succès authentique et durable. Cette approche établit un lien de confiance avec les parties prenantes qui, rassurées par l'engagement éthique démontré, renouent avec une vision partagée pour l'avenir de l'organisation. La transparence restaure non seulement la crédibilité mais stimule aussi l'innovation et la résilience, des moteurs essentiels pour naviguer les défis futurs.

Dans l'environnement actuel où la confiance est une monnaie précieuse, s'engager pleinement pour l'intégrité est une stratégie multiforme et bénéfique. Cela revigore non seulement l'esprit interne des collaborateurs mais projette aussi une image publique rayonnante et intègre. Cela démontre que l'indépendance d'esprit alliée au respect inflexible des principes moraux perdure comme un gage inestimable de succès pérenne. Cette transformation narrative de détresse en triomphe montre que chaque crise, gérée avec intégrité, peut devenir une véritable démarche de réhabilitation et d'aspiration collective à atteindre de nouveaux sommets éthiques et professionnels.

Une enquête de Gallup (2022) a montré que 79 % des employés préfèrent travailler pour une organisation qui valorise la transparence et l'intégrité, ce qui influence directement la fidélisation et la productivité. Une analyse de KPMG (2022) a montré que les entreprises perçues comme éthiques bénéficient d'un taux de fidélisation client 30 % plus élevé que celles ayant des controverses liées à leur intégrité.

Cas de conscience

Un exemple frappant de dilemme éthique est celui d'un PDG d'une entreprise pharmaceutique confronté à une décision difficile : augmenter les prix d'un médicament essentiel pour maximiser les profits à court terme ou maintenir un prix abordable pour les patients tout en acceptant des marges bénéficiaires réduites. En choisissant la deuxième option, ce leader a mis en avant les valeurs d'intégrité et de responsabilité sociale. Il a publié une lettre ouverte expliquant sa décision, renforçant la confiance des consommateurs et l'engagement de ses employés envers les principes éthiques de l'entreprise.

Ce choix courageux illustre comment l'intégrité peut transformer un dilemme éthique en une opportunité de réaffirmer les valeurs fondamentales et de renforcer la réputation organisationnelle.

Dans le cadre des dynamiques organisationnelles actuelles, l'intégrité ne représente pas seulement une qualité souhaitée mais un impératif à la fois personnel et professionnel. Ce chapitre a démontré que l'intégrité, lorsqu'elle est alignée avec la prise de décision stratégique, fortifie non seulement la réputation personnelle mais également celle de l'organisation.

Dans le prochain chapitre, nous explorerons comment canaliser l'intégrité en énergie créative afin d'encourager l'innovation de manière responsable et continue. Nous examinerons des approches stratégiques pour créer des environnements sûrs et inspirants, permettant à des idées nouvelles et audacieuses de se transformer en réalités organisationnelles tangibles et viables.

Il incombe aux leaders de maintenir l'intégrité au cœur de toutes leurs actions. Cette discipline crée un climat de confiance et inspire une loyauté durable parmi les équipes et partenaires. En cultivant et en promouvant activement l'intégrité, chaque interaction devient une opportunité de renforcer la crédibilité et de faciliter un développement éthique et durable pour l'ensemble de l'organisation.

Exercice pratique pour le Chap 4 : Évaluer l'intégrité dans le Leadership

Question de réflexion : Réfléchissez à une situation récente où votre intégrité a été mise à l'épreuve dans un cadre professionnel. Comment avez-vous réagi et quelles en ont été les conséquences ?

Exercice :

- Identifiez la situation : Décrivez une situation concrète où un test d'intégrité est présenté.
- Analyse de la réaction : Évaluez votre décision :
    - Quelles options étaient disponibles et pourquoi avez-vous choisi votre action particulière ?
    - Quels principes ont guidé votre décision ?

- Conséquences de la décision : Notez les impacts de votre choix :
  - Comment votre décision a-t-elle été perçue par vos collègues et supérieurs ?
  - Quel effet cela a-t-il eu sur l'organisation et votre réputation professionnelle ?
- Stratégies pour renforcer l'intégrité : Élaborer des stratégies pour maintenir une haute éthique même sous pression.

Discussion de groupe (facultatif) : Partagez votre expérience avec un pair ou un mentor pour obtenir des perspectives supplémentaires sur la manière de naviguer les dilemmes éthiques.

CHAPITRE 5
ENCOURAGER L'INNOVATION

Une Startup révolutionnaire

Imaginez une startup naissante, animée par une idée audacieuse qui pourrait bouleverser son secteur.

Dans une salle de réunion modeste, mais empreinte d'énergie créative, une équipe restreinte, mais incroyablement motivée, s'efforce de concrétiser une vision qui, bien que risquée, a le potentiel de redéfinir des paradigmes établis. Cet environnement n'est pas seulement un espace physique ; c'est un incubateur de créativité où règne une culture fertile d'essaimage d'idées, d'expérimentation et d'amélioration perpétuelle. Les défis intimidants, les pressions de réussir, et l'incertitude du marché se mêlent au pragmatisme intrépide de ces innovateurs.

Les fondateurs, aussi ingénieux que résilients, consacrent leur énergie à transformer un concept en une proposition tangible, prouvant que même avec des ressources limitées, l'innovation reste accessible à ceux qui osent rêver grand et défier l'impossible.

Jour après jour, entre doutes et détermination, ces pionniers prouvent que l'innovation naît de l'audace de croire en l'impossible. Leurs efforts concentrés démontrent que la créativité n'est pas le privilège des établissements de renom munis de vastes ressources, mais une force dynamique que toute entité motivée peut embrasser. Chaque avancée qu'ils enregistrent devient une brique supplémentaire dans l'édifice de leur potentiel de transformation, montrant que lorsqu'une vision audacieuse se heurte à un esprit résilient, les frontières précédemment inaccessibles s'ouvrent, élargissant le champ des possibles pour l'entreprise et élevant l'innovation à de nouveaux sommets.

L'Innovation comme moteur essentiel de la réussite organisationnelle.

Dans l'économie actuelle, se reposer sur le statu quo est une voie assurée vers l'échec. L'innovation est devenue une nécessité stratégique. Elle propulse la compétitivité, stimule la croissance et transforme des idées avant-gardistes en solutions concrètes. Une étude de McKinsey (2023) révèle que 84 % des PDG considèrent l'innovation comme essentielle à la croissance, mais seulement 6 % se disent satisfaits des performances actuelles de leur organisation en la matière.

Les entreprises qui prospèrent sont celles qui exploitent pleinement les nouvelles technologies et méthodes. L'innovation leur permet de répondre aux attentes des consommateurs en constante évolution. Elle ne se limite pas à créer de nouveaux produits ; elle englobe aussi l'amélioration des processus, des modèles d'affaires et des expériences clients.

Adopter une culture d'innovation pousse les organisations à sortir de leurs schémas traditionnels. Elles doivent encourager l'expérimentation, accepter les échecs comme des opportunités d'apprentissage et valoriser les risques calculés. Dans ce contexte, les leaders jouent un rôle clé. Ils doivent impulser cette dynamique, inspirer leurs équipes et favoriser un climat propice à la créativité.

Loin d'être une option, l'innovation est un levier incontournable pour assurer la pérennité d'une entreprise. Avec des avancées technologiques qui redéfinissent sans cesse les marchés, seules les organisations capables d'innover pourront s'adapter aux mutations et en tirer parti. Une étude de Deloitte (2021) montre que les entreprises qui cultivent une culture d'innovation sont 2,5 fois plus susceptibles de surperformer financièrement par rapport à leurs concurrents.

L'innovation ne consiste pas seulement à suivre les tendances, mais à les devancer, à créer de nouvelles opportunités et à transformer l'incertitude en avantage concurrentiel. Les entreprises qui adoptent cette approche ne se contentent pas de survivre dans un environnement instable ; elles en deviennent les leaders.

Importance de l'innovation pour rester compétitif

Dans un monde commercial mondialisé et en mutation constante, perfectionner les pratiques existantes ne suffit plus pour maintenir un avantage concurrentiel. Aujourd'hui, innover n'est plus un choix, mais une nécessité stratégique pour toute entreprise voulant rester compétitive. Elle ne se limite pas à une simple adaptation aux tendances, mais devient une nécessité pour devancer la concurrence et proposer des solutions inédites aux consommateurs.

L'innovation joue un rôle clé en permettant aux entreprises de diversifier leur offre et d'apporter une nouvelle valeur à leurs clients. Elle stimule la différenciation et renforce la fidélisation.

Une analyse de PwC (2022) révèle que les entreprises qui investissent dans l'innovation ont 33 % plus de chances de dominer leur marché d'ici cinq ans. Ce constat met en évidence un principe fondamental : l'innovation n'est pas un luxe, mais un impératif pour la survie et la croissance dans un environnement où l'obsolescence des modèles d'affaires est accélérée par les disruptions technologiques et économiques.

Les entreprises innovantes ne se contentent pas de suivre les tendances, elles les anticipent et les façonnent. Elles exploitent les nouvelles technologies, développent des stratégies visionnaires et investissent dans la recherche et le développement pour créer des produits et services différenciants. Cette approche proactive leur permet non seulement de surmonter les défis, mais aussi de stimuler la croissance et de renforcer l'engagement des consommateurs.

Les leaders ont un rôle central à jouer dans cette dynamique. Ils doivent cultiver une culture d'innovation, encourager la prise de risque et favoriser les partenariats stratégiques. C'est en intégrant compétitivité et innovation que les entreprises assurent une pérennité économique durable et apportent des réponses adaptées à un monde en perpétuelle transformation.

Dans ce contexte, les organisations qui embrassent le changement voient dans l'innovation une opportunité plutôt qu'une contrainte. Elles adoptent un état d'esprit agile qui leur permet non seulement de réagir rapidement aux évolutions du marché, mais aussi de modeler l'avenir de leur secteur. Loin d'être un simple facteur de différenciation, l'innovation devient ainsi un moteur essentiel de la transformation continue, garantissant aux entreprises une place de choix dans l'économie de demain.

Techniques pour encourager l'innovation

En stimulant l'innovation, les organisations peuvent transformer des environnements statiques en foyers de créativité effervescents. Un ensemble de techniques claires favorise la mise en place de conditions propices pour l'émergence d'idées novatrices :

- Encourager la curiosité et l'expérimentation : Stimuler la recherche de nouvelles solutions et remettre en question le statu quo. Les erreurs doivent être perçues comme des étapes essentielles de l'apprentissage.
- Tolérance à l'échec : Instaurer un environnement sécurisé où l'échec est compris et accueilli comme un élément vital du processus d'innovation. Cette approche libérera les équipes des contraintes de la peur, inspirant audace et créativité renouvelées. Une étude de Google sur son programme "Project Aristotle" a montré que les équipes les plus performantes sont celles où les employés se sentent en sécurité psychologique, c'est-à-dire libres d'expérimenter sans crainte de sanctions.
- Collaboration interfonctionnelle : Stimuler la transversalité et le partage entre différents départements pour que les idées soient nourries par des perspectives diverses, aboutissant à des solutions véritablement innovantes.
- Encouragement de l'autonomie : Accorder la liberté aux employés pour explorer et manager divers projets, leur permettant d'exploiter leurs compétences au maximum et d'innover dans un cadre autodéterminé.

Adoptant ces techniques, les entreprises peuvent amplement enrichir leur capacité d'innovation, la rendant palpable et applicable au quotidien pour inciser durablement leur marché.

La transformation innovante chez Microsoft

Sous la direction de Satya Nadella, Microsoft a su renverser les perspectives en misant sur l'ascension des technologies cloud et des innovations en matière d'intelligence artificielle. Confronté à une certaine stagnation, Nadella a orchestré un virage réussi en privilégiant une culture de croissance et d'innovation constantes.

- L'Embrasement du Cloud : En réorientant stratégiquement l'entreprise vers les services cloud, Microsoft a non seulement diversifié ses flux de revenus mais s'est aussi solidement positionnée comme précurseur du secteur, redynamisant sa propre image.
- Renaissance Culturelle : Sous la houlette de Nadella, une nouvelle culture d'innovation a fleuri, abattant les barrières hiérarchiques et propageant une collaboration horizontale qui stimule la créativité collective.

Un exemple d'innovation radicale dans l'industrie automobile

Remodeler l'industrie automobile en introduisant une ligne de véhicules électriques, autrefois accueillie avec scepticisme, a transformé l'image d'une entreprise de renom. Ce choix audacieux a non seulement redéfini la vision de la marque mais a également révélé de nouvelles opportunités sur le marché.

- Challenges envisagés : Le passage à l'électrique a impliqué d'importants risques techniques et financiers, mais la persévérance face à des coûts initiaux élevés et à des

incertitudes a conduit à la création d'un modèle économique florissant.
- Impact durable : Cette transition majeure a non seulement permis de réduire considérablement l'empreinte carbone de l'entreprise mais a aussi positivement impacté les politiques industrielles et environnementales mondiales.

Cet exemple illustre l'impact transformateur de l'innovation radicale dans l'industrie automobile. En choisissant de lancer une gamme de véhicules électriques, l'entreprise a non seulement redéfini sa marque, mais a aussi ouvert la voie à des pratiques plus durables et novatrices dans tout le secteur.

Stimuler l'innovation pour la croissance et l'adaptabilité

Dans un monde en mutation, l'innovation est un levier incontournable pour croître et s'adapter. Davantage qu'un simple moyen de survie, elle permet aux organisations non seulement de perdurer mais de prospérer dans un environnement toujours mouvant. En embrassant le changement et en défiant régulièrement le statu quo, les entreprises peuvent se réinventer en transformant des idées audacieuses en solutions pratiques et pragmatiques qui stimulent une croissance continue.

Cette capacité à innover doit être intégrée au cœur de la stratégie globale des entreprises, non seulement pour transformer leurs produits, mais aussi pour enrichir leur culture organisationnelle. Cela crée de nouveaux horizons à chaque étape vers une compréhension et une expansion accrues. Les leaders, catalyseurs de cette dynamique inventive, stimulent un cadre propice au surgissement d'idées audacieuses. Ils encouragent non seulement une prise de risques calculée mais aussi une culture d'entreprise qui valorise l'expérimentation et l'apprentissage constant.

Stimuler l'innovation signifie également favoriser un climat où la diversité des perspectives est encouragée et où chaque membre de l'équipe est motivé à contribuer à l'épanouissement de l'organisation. Grâce à ces pratiques novatrices, l'entreprise se rend apte à meubler sa mise en œuvre de solutions qui répondent au mieux aux besoins en constante évolution des consommateurs, tout en offrant des produits et services de pointe. En fin de compte, l'innovation se révèle non pas comme un simple avantage concurrentiel, mais comme une composante clé du succès à long terme et de la résilience dans un monde en perpétuelle transformation. Selon une enquête de BCG (2020), les entreprises ayant une forte diversité dans leurs équipes d'innovation affichent des résultats 19 % supérieurs en matière de créativité et de performance.

Cultiver la créativité

Un exemple inspirant d'une approche innovante est celui d'un directeur d'une entreprise de design, confronté à une stagnation des idées créatives au sein de ses équipes. Il a introduit un concept appelé « Journées d'Innovation Ouverte », où chaque employé avait la liberté de travailler sur un projet passion en lien avec les objectifs de l'entreprise. Pendant ces journées, aucune hiérarchie stricte n'était appliquée, et des équipes multidisciplinaires étaient formées pour encourager des perspectives croisées.

Résultat : cette initiative a conduit à la création de plusieurs concepts innovants, dont un produit qui a ensuite été primé et largement adopté par leurs clients. Le témoignage du directeur souligne que libérer la créativité tout en cultivant un environnement inclusif est un catalyseur puissant pour l'innovation collective.

Un rapport de l'OCDE (2022) a révélé que les entreprises qui favorisent l'innovation collaborative enregistrent une productivité 15 % plus élevée que celles qui fonctionnent en silos.

Le potentiel de l'innovation

Rappelant l'image de cette startup innovante, nous comprenons que l'innovation ne réside pas seulement dans la conception d'idées audacieuses, mais bien dans leur réalisation concrète jusqu'à l'aboutissement de projets tangibles et impactants. Les leaders d'aujourd'hui jouent un rôle crucial dans la transformation de cette vision en réalité, car ce sont eux qui impriment un rythme au progrès et assurent la pertinence continue de leurs entreprises. Dans un contexte de compétition mondiale intense et d'évolution technologique rapide, tenir ferme face aux défis concomitants de l'innovation n'est pas une option, mais une nécessité stratégique pour maintenir l'élan vers un progrès continu.

Là où une entreprise réussit à instaurer un climat propice à la prise de risques, enrichi par une culture de soutien et d'innovation, elle parvient à convertir idées et concepts en inventions applicables et profitables. Cette transformation nécessite courage et vision, soutenus par un engagement collectif des responsables et des équipes, pour franchir le seuil de l'inconnu et embrasser de nouvelles opportunités. Ainsi, l'innovation ne devient pas simplement un slogan mais un vecteur permanent de succès, solidifiant le positionnement de l'entreprise dans un marché en constante mutation, tout en inspirant celles et ceux en quête de modèles inspirants et novateurs. En substance, les leaders qui relèvent ce défi renforcent non seulement leur pertinence actuelle, mais ouvrent également la voie à un avenir prometteur, marqué par des progrès durables pour leurs organisations.

L'innovation est bien plus qu'un avantage compétitif : elle est la clé d'une entreprise pérenne. Ce chapitre a montré que repenser les méthodes et encourager la créativité ne transforme pas seulement les processus, mais nourrit une culture de progrès continu.

Il est impératif d'intégrer l'innovation comme un ingrédient fondamental de la stratégie organisationnelle. Cela passe par l'identification et la levée des obstacles à la créativité, l'adoption de nouvelles technologies et l'encouragement d'un esprit d'audace au sein des équipes. Il devient crucial de percevoir chaque défi comme une chance d'innover et de prospérer, consolidant ainsi l'avantage concurrentiel et la durabilité de l'organisation.

Exercice pratique : Favoriser l'innovation

Question de réflexion : Réfléchissez à un processus ou une approche actuelle dans votre environnement de travail qui pourrait bénéficier d'une innovation. Quels sont les obstacles à cette innovation, et comment pourraient-ils être surmontés ?

Exercice :

- Identifiez un Processus : Sélectionnez un aspect ou un processus de votre travail quotidien qui nécessite une amélioration ou une innovation.
- Analyse des Obstacles : Notez les barrières actuelles qui empêchent l'innovation.

- o Sont-elles d'ordre technique, culturel, ou organisationnel ?
  - o Comment ces obstacles influencent-ils la performance ou la satisfaction au travail ?
- Élaborer une stratégie d'innovation : Proposez des solutions concrètes pour surmonter ces obstacles et favoriser l'innovation.
  - o Que pouvez-vous mettre en œuvre immédiatement ?
  - o Quelles ressources ou soutiens supplémentaires sont nécessaires ?
- Mesurer l'impact : Indiquez comment vous évalueriez le succès des innovations proposées.

CHAPITRE 6
LE POUVOIR DE L'ÉCOUTE ACTIVE

Une Révélation par l'Écoute Active

Dans un monde où chaque voix compte, l'écoute active devient un levier incontournable pour révéler les vérités cachées et favoriser une communication authentique. Prenons l'exemple d'un dirigeant visionnaire qui convoque une réunion cruciale avec son équipe. Plutôt que d'imposer sa vision, il privilégie l'écoute, captant autant les idées que les émotions et préoccupations de son équipe.

Plutôt que de dominer la conversation, il adopte une posture attentive, utilisant des gestes subtils, une légère inclinaison de tête, un regard bienveillant, ou des silences stratégiques pour encourager chaque membre à s'exprimer librement. Ce comportement ne se limite pas à une simple formalité ; il transforme la réunion en un véritable espace de collaboration où chaque voix a de la valeur.

Grâce à cette approche, les tensions latentes émergent et sont adressées sans confrontation, facilitant ainsi la recherche de solutions collectives. Les collaborateurs, se sentant écoutés et considérés, s'investissent davantage, nourrissant ainsi un climat de confiance et une culture d'entreprise où l'innovation et la créativité peuvent s'épanouir.

Cet exemple met en lumière le fait que l'écoute active ne se résume pas à entendre, mais à comprendre véritablement ce que l'autre exprime, tant sur le fond que sur la forme. En créant un cadre propice au dialogue, ce dirigeant ne se contente pas de recueillir des idées innovantes ; il construit une dynamique d'équipe solide et cohérente, où chaque membre se sent valorisé et motivé à contribuer pleinement.

Loin d'être un simple outil de communication, l'écoute active devient ainsi un puissant moteur de transformation organisationnelle. Elle permet aux leaders de décoder les besoins réels de leurs équipes, d'anticiper les défis et de façonner une entreprise plus résiliente et adaptable aux mutations du marché. En définitive, un leader qui sait écouter est un leader qui inspire, mobilise et fait évoluer son organisation vers de nouveaux sommets.

L'Écoute Active favorise l'innovation

Dans un monde saturé de messages rapides et impersonnels, l'écoute active devient essentielle pour innover et renforcer la cohésion des équipes. Elle ne se limite pas à entendre ce qui est dit, mais crée une véritable connexion humaine, facilitant des échanges authentiques et productifs.

Un leader qui pratique l'écoute active ne se contente pas d'accorder du temps à ses collaborateurs. Il cherche à comprendre les motivations sous-jacentes, à identifier les idées naissantes et à déceler les signaux faibles qui pourraient se transformer en opportunités de progrès. En adoptant cette posture, il renforce la confiance, crée un climat propice à l'innovation et donne à chaque membre de son équipe la légitimité d'exprimer ses idées sans crainte.

L'écoute active permet d'explorer au-delà des évidences, en décodant les nuances émotionnelles et les non-dits qui influencent le fonctionnement interne d'une organisation. En posant des questions ouvertes et en reformulant les idées exprimées, un leader affine sa compréhension des enjeux et anticipe les obstacles susceptibles de freiner la créativité.

Dans ce contexte, l'innovation ne naît pas seulement d'un éclair de génie, mais d'un processus collaboratif où chaque contribution est analysée, testée et améliorée grâce à un dialogue constructif. Une équipe qui se sent écoutée développe une motivation collective, générant des solutions inédites et une culture de l'expérimentation où l'échec est perçu comme un tremplin d'apprentissage plutôt qu'un frein à la prise d'initiative.

Les bénéfices tangibles de l'écoute active ne se limitent pas à une meilleure ambiance de travail. Elle influence directement la performance et la rétention des talents. Une étude du MIT Sloan Management Review (2021) révèle que les entreprises où les employés se sentent véritablement écoutés enregistrent un taux de rétention 55 % plus élevé que celles où la communication est descendante et unilatérale.

En favorisant un dialogue où les idées sont respectées et approfondies, l'écoute active devient un moteur de transformation organisationnelle. Elle permet d'extraire le meilleur des équipes, de générer des innovations percutantes et de bâtir un environnement de travail dynamique et inspirant. En somme, un leader qui écoute est un leader qui permet à son organisation de grandir et d'innover durablement.

Définir l'Écoute Active

L'écoute active ne consiste pas seulement à entendre, mais à comprendre en profondeur les émotions et besoins de l'interlocuteur. Elle exige une immersion totale, où chaque détail compte, du ton de la voix aux expressions non verbales. Loin d'être une simple technique de communication, elle devient un levier puissant pour créer des relations authentiques et renforcer la confiance mutuelle.

Adopter une posture d'écoute active signifie mettre de côté les jugements et les interruptions, permettant ainsi à l'autre de s'exprimer librement. Cette approche favorise une communication ouverte et sincère, essentielle pour bâtir un environnement de travail collaboratif et transparent. Un leader qui écoute avec attention valorise les contributions, montre de la considération pour son équipe et encourage l'émergence de nouvelles idées.

Lorsqu'elle est ancrée dans la culture d'une organisation, l'écoute active transforme la prise de décision. Les dirigeants, mieux informés des dynamiques internes, prennent des décisions plus éclairées et plus alignées avec les attentes de leurs équipes. Cette transparence contribue à renforcer la cohésion, à fluidifier la communication et à stimuler l'innovation en entreprise.

L'Écoute Active comme pilier stratégique : Un leader qui maîtrise l'écoute active influence positivement la dynamique de travail, favorisant un climat de confiance et de respect mutuel. Une étude de Harvard Business Review (2022) montre que les entreprises où la communication est fluide et empathique enregistrent une hausse de 47 % de l'engagement des employés.

En cultivant cette compétence, les leaders ne se contentent pas d'améliorer leurs interactions ; ils solidifient une culture organisationnelle adaptable et résiliente. Dans un monde où le changement est constant, l'écoute active devient un atout stratégique vital, permettant aux organisations d'anticiper les défis et d'y répondre avec agilité et intelligence collective.

Les avantages d'une communication empathique

L'intégration de l'écoute active en leadership offre une multitude d'avantages qui transforment la dynamique organisationnelle. Elle permet non seulement d'améliorer les interactions entre collègues, mais aussi de renforcer la motivation et la productivité des équipes.

- Une collaboration plus harmonieuse et innovante : L'écoute active facilite la coopération en instaurant un espace d'échange respectueux et constructif. Chaque membre de l'équipe, en se sentant valorisé et entendu, est plus enclin à partager ses idées et à s'engager pleinement dans les projets. Cette ouverture favorise la créativité et l'innovation, rendant les équipes plus aptes à résoudre des problèmes complexes et à s'adapter aux changements.

Dans une organisation où les idées circulent librement, la synergie collective se renforce, créant un environnement de travail où la coopération devient un moteur de performance. Une étude de McKinsey (2022) révèle que les entreprises qui encouragent l'écoute active voient une augmentation de 30 % de la collaboration interservices, ce qui optimise l'efficacité et l'alignement stratégique.

- Un moral et un engagement renforcés : Lorsqu'un employé se sent écouté et compris, il développe un sentiment d'appartenance plus fort à l'organisation. Cette reconnaissance contribue à renforcer sa motivation, ce qui se traduit par une meilleure implication et une productivité accrue.

Un climat où les opinions sont prises en compte et où les décisions tiennent compte des réalités du terrain génère un engagement sincère et durable. Une analyse de Gallup (2021) a démontré que les entreprises qui privilégient l'écoute active enregistrent une hausse de 27 % de l'engagement des employés, réduisant ainsi le turnover et améliorant la satisfaction au travail.

- Une réduction des conflits et un climat apaisé : Les tensions et conflits en entreprise naissent souvent d'un manque de communication ou d'une mauvaise interprétation des intentions. L'écoute empathique permet de désamorcer les tensions avant qu'elles ne dégénèrent, en identifiant les véritables causes des différends et en y apportant des réponses adaptées et constructives.

En valorisant la compréhension des émotions et des besoins de chacun, cette approche crée un climat de confiance et de respect mutuel. Selon une étude de Harvard Business Review (2022), les entreprises ayant une forte culture de l'écoute active constatent une diminution de 40 % des conflits internes, ce qui favorise un cadre de travail plus serein et productif.

L'écoute active n'est pas qu'une compétence interpersonnelle ; c'est un véritable levier stratégique qui transforme l'organisation de l'intérieur. En instaurant une communication fluide et respectueuse, les leaders renforcent l'engagement, la cohésion et la performance globale.

Un leader qui sait écouter devient un pilier de confiance, capable de guider son équipe avec bienveillance et efficacité. Ainsi, l'écoute empathique ne se contente pas d'améliorer les relations professionnelles : elle devient une force motrice qui aligne les individus autour d'une vision partagée et d'objectifs communs, ouvrant la voie à une réussite collective durable et impactante.

Techniques pour améliorer l'écoute empathique

- *Engagement actif :* Écouter sans interruption et poser des questions ouvertes favorise un dialogue enrichissant et une meilleure compréhension mutuelle. Cela permet des discussions plus profondes, où les idées circulent librement.
- *Validation émotionnelle :* représente une autre technique essentielle. En reconnaissant et en validant les émotions des autres sans jugement ni besoin de résolution immédiate, les leaders créent un espace sûr pour l'expression des sentiments complexes. Cette approche assure que les membres de l'équipe se sentent authentiquement compris et pris en compte, renforçant ainsi la confiance et l'ouverture dans la communication.
- *Langage corporel :* joue un rôle majeur dans l'amélioration de l'écoute empathique. Maintenir un contact visuel approprié, adopter une posture ouverte et manifester un intérêt sincère sont des gestes qui démontrent à

l'interlocuteur que l'on accorde une vraie considération à ses paroles. Ces signaux non verbaux soutiennent l'intégrité de la communication et renforcent les relations interpersonnelles en montrant une disposition authentique à écouter et comprendre.

En intégrant ces techniques, les leaders peuvent grandement améliorer l'écoute empathique au sein des équipes, cultivant une culture organisationnelle où chaque membre se sent valorisé et respecté.

L'Expérience de la résolution collective

Lorsqu'une entreprise technologique se retrouve face à un conflit majeur autour d'un projet délicat, elle décide d'expérimenter l'écoute active comme levier de résolution. Le leader, conscient des tensions latentes, incite chaque membre de l'équipe à partager ouvertement ses préoccupations et ses idées, tout en adoptant une posture d'écoute attentive, sans jugement. Cette approche collaborative permet de créer un espace sécurisé où les idées peuvent être exprimées librement et explorées de manière collective. À travers ce processus, la véritable nature des conflits est mise au jour, dévoilant des dynamiques qui, jusqu'alors, restaient inexplorées.

Au lieu de diriger la discussion, le leader agit comme un facilitateur, aidant l'équipe à échanger et à trouver des solutions conjointes à leurs problèmes. Ce processus, plutôt que de simplement désamorcer les tensions, renforce la cohésion de l'équipe en inspirant une culture de confiance et de collaboration. Chaque membre se sent valorisé et écouté, ce qui accroît leur engagement et leur investissement dans la réussite du projet.

L'approche empathique démontre ici que la clé de l'innovation et de la résolution réside souvent dans le simple fait de permettre à chacun de se faire entendre, transformant ainsi les obstacles potentiels en opportunités de croissance et de développement collectif.

Une transformation par l'Écoute en Afrique

Dans le contexte dynamique et diversifié d'une grande ONG en Afrique, les défis liés à l'implémentation de nouvelles stratégies sont nombreux, souvent accentués par des résistances internes. Confronté à un tel défi, un responsable a décidé de repartir à zéro, optant pour une approche axée sur l'écoute active. En réunissant son équipe, il a adopté une position où chacune de leurs appréhensions et suggestions serait entendue et valorisée. Cette décision stratégique de prioriser l'écoute plutôt que l'imposition a transformé non seulement sa vision, mais aussi l'approche collective de l'organisation.

À mesure qu'il écoutait, des perspectives nouvelles émergèrent, des angles qu'il n'avait pas envisagés et qui ouvraient de nouvelles voies pour surmonter les obstacles. Cette découverte a entraîné une transformation profonde, non seulement de la stratégie elle-même, mais aussi du niveau de coopération et d'engagement à tous les niveaux de l'organisation. En favorisant ce climat de communication ouverte, la stratégie fût adoptée avec succès, démontrant que l'écoute active peut être le catalyseur qui débloque des solutions innovantes et efficaces.

En adoptant cette méthodologie, le responsable a non seulement gagné la confiance et le soutien de son équipe, mais a aussi renforcé la résilience organisationnelle face aux défis futurs. Ce cas souligne l'importance de l'adaptabilité et de l'empathie dans le leadership moderne, et montre que des transformations significatives peuvent être initiées en cultivant un environnement d'écoute active, où chaque membre se sent compris et engagé dans le processus décisionnel.

L'Écoute Active comme levier de transformation

L'écoute active transcende la simple fonction de communication pour devenir un levier puissant de transformation dans les environnements de travail. Elle permet aux leaders de créer un climat de confiance et de compréhension, essentiel pour amplifier le potentiel créatif et l'engagement professionnel au sein des équipes. Cette compétence entraîne une révolution dans les interactions interpersonnelles, transformant les collaborations en opportunités d'innovation continue.

En mettant l'accent sur une écoute véritablement attentive, les leaders cultivent un espace où les idées peuvent mûrir et se réaliser, où chaque membre se sent entendu et valorisé. Les relations forgées sur les bases d'une écoute active sont robustes et harmonieuses, assurant une pérennité qui alimente l'innovation. L'écoute active devient alors un pilier central non seulement pour la réussite quotidienne mais surtout pour la réalisation de stratégies à long terme.

Cette approche permet non seulement de désamorcer les conflits potentiels mais aussi de transformer les défis en plateformes pour la créativité et le développement personnel. L'écoute active s'inscrit ainsi comme une compétence indispensable pour tout leader cherchant à préserver une dynamique positive et adaptative face aux constantes évolutions du marché. En embrassant pleinement cette capacité, les organisations renforcent leur résilience et leur capacité à s'adapter, tout en assurant un engagement plus profond et constructif de leurs collaborateurs.

Un nouveau regard sur l'Écoute Active

Les histoires décrites précédemment démontrent que l'écoute active dépasse de loin la simple opération de communication. En effet, elle s'établit comme un fondement essentiel pour transformer les relations au sein des organisations, en favorisant des paradigmes de changement significatifs et positifs. L'écoute active ne se cantonne pas à l'action de prêter attention; elle sollicite une immersion profonde dans le ressenti et les perspectives des autres, conduisant à des insights qui autrement resteraient voilés.

En intégrant cette dimension à leur pratique quotidienne, les leaders transforment des interactions souvent transactionnelles en opportunités de connexion authentiques. Cette transformation engendre un environnement où l'innovation et le progrès peuvent réellement émerger, alimentés par une compréhension profonde et mutuelle. Les organisations qui cultivent cette pratique ne renforcent pas seulement leur capacité à résoudre des problèmes, mais elles posent également les bases d'une culture de travail où l'initiative et la créativité sont hautement valorisées.

Dans un monde en perpétuel changement, l'écoute active est une arme redoutable pour les leaders cherchant un impact durable. En écoutant avec empathie, ils découvrent des solutions innovantes et forgent des liens solides, créant une synergie propice à la réussite et à l'innovation. Cela montre que la force d'une organisation réside dans sa capacité à transformer les défis en catalyseurs de changement positif, décuplant ainsi son potentiel et son rayonnement.

Exemple d'une écoute transformatrice

Un exemple puissant de l'impact de l'écoute active provient d'une organisation non gouvernementale travaillant dans des zones de conflit. Lors d'une médiation entre deux communautés en désaccord sur l'utilisation des ressources naturelles, le médiateur a adopté une posture d'écoute empathique. Plutôt que d'imposer une solution, il a permis à chaque partie d'exprimer ses griefs, ses besoins et ses perspectives. Cette approche a créé un espace de dialogue où chaque camp se sentait compris et respecté.

À travers cette écoute active, les tensions se sont apaisées, et les deux communautés ont travaillé ensemble pour développer un plan de gestion partagé des ressources. Ce succès illustre comment une écoute transformatrice peut résoudre des conflits complexes tout en renforçant les liens entre les parties concernées.

L'écoute active ouvre la voie à un leadership holistique, en intégrant diverses perspectives pour orienter les actions vers des solutions équilibrées. L'écoute active se révèle être un levier crucial dans la communication professionnelle efficace et dans le renforcement des relations interpersonnelles. Ce chapitre a démontré que l'écoute, plus qu'un simple outil de communication, sert de fondement à une collaboration innovante et à un leadership empathique.

Il est impératif que l'écoute active soit adoptée comme une composante clé des pratiques de leadership modernes. En éliminant les barrières à une meilleure écoute, il devient possible d'améliorer la carrure et l'interconnectivité des équipes. Un engagement envers l'écoute active peut transformer chaque échange en une opportunité de compréhension enrichie et de progrès constant.

Exercice :
Développer l'écoute active en leadership

Objectif : Permettre aux leaders de prendre conscience de leur capacité d'écoute active, d'identifier leurs points d'amélioration et d'appliquer des stratégies pour renforcer cette compétence essentielle dans leurs interactions professionnelles.

a) Étape 1 :
Auto-évaluation de l'écoute active (15 minutes)

Avant d'appliquer l'exercice, chaque leader remplit un questionnaire d'auto-évaluation sur ses habitudes d'écoute. Ce questionnaire comprend des affirmations à noter de 1 (rarement) à 5 (toujours) :

- Je laisse mon interlocuteur s'exprimer sans l'interrompre.
- Je pose des questions ouvertes pour approfondir la discussion.
- Je reformule les propos de mon interlocuteur pour m'assurer d'avoir bien compris.
- J'observe attentivement le langage corporel de mon interlocuteur.
- Je valide les émotions de l'autre en montrant de l'empathie.

À la fin de cette auto-évaluation, les leaders prennent quelques minutes pour identifier leurs points forts et leurs axes d'amélioration.

b) Étape 2 :
L'exercice du miroir d'écoute (30 minutes)

Cet exercice se réalise en binôme et est divisé en deux rôles : l'orateur et l'auditeur.

Rôles et consignes de l'exercice

Rôle	Actions à réaliser
Orateur	Partager une situation professionnelle vécue (problème, dilemme, défi). Exprimer ses pensées et émotions librement. Observer la réaction de l'auditeur.
Auditeur	Écouter sans interruption. Observer le langage verbal et non verbal. Ne pas formuler immédiatement une réponse ou un avis. Se concentrer uniquement sur la compréhension du message.

Processus de feedback et analyse

Phase	Actions de l'auditeur	Réactions attendues de l'orateur
1. Résumé du message	Reformuler le contenu clé sans modifier le sens. Vérifier la compréhension avec des phrases comme : *"Si j'ai bien compris, tu veux dire que..."*	Confirmer si le message a bien été compris ou préciser des éléments.
2. Évaluation de l'écoute	Poser des questions ouvertes pour mieux comprendre : *"Peux-tu m'expliquer comment tu te sentais à ce moment-là ?"*	Partager ses émotions et préciser les éléments importants.
3. Validation émotionnelle	Reconnaître les émotions exprimées : *"Je comprends que cela ait pu être frustrant pour toi."*	Se sentir compris et encouragé à approfondir l'échange.

Amélioration avec les techniques d'Écoute Active

Technique	Actions à mettre en œuvre	Impact attendu
Engagement actif	Poser des questions ouvertes (*"Peux-tu me donner un exemple ?"*) et éviter les interruptions.	Encourager un dialogue plus fluide et approfondi.
Validation émotionnelle	Montrer de l'empathie en reformulant avec des mots reflétant l'émotion ressentie.	Renforce la confiance et la sincérité dans l'échange.
Langage corporel	Maintenir un contact visuel, adopter une posture ouverte, hocher la tête pour encourager.	Démontrer une écoute authentique et une volonté de compréhension.

CHAPITRE 7
VERS UN LEADERSHIP HOLISTIQUE

Une Approche unificatrice inspirante

Imaginez une organisation sur le point de s'effondrer sous le poids de dynamiques internes fragmentées et de visions stratégiques mal alignées. Dans un sursaut décisif, cette organisation adopte un leadership holistique, restructurant ses fondations pour bâtir une unité harmonieuse et cohérente. Ce revirement crucial ne tient pas du hasard, mais repose solidement sur une perception globale et inclusive de la part de ses dirigeants. Ces derniers ont su relier chaque composante de la structure organisationnelle à un objectif commun, en utilisant non seulement des processus et des outils, mais en instaurant aussi une véritable culture d'écoute et de coopération. Dans ce nouvel élan, chaque membre de l'organisation réévalue sa propre valeur, devenant alors un acteur proactif du changement, et contribuant volontairement et activement au succès partagé.

La transformation qui s'opère n'apporte pas seulement une résilience accrue et une relance économique, mais se traduit par un bien-être collectif authentique au sein de l'organisation. Chaque individu, quelle que soit sa position hiérarchique, se sent non seulement valorisé et sollicité, mais est également poussé à donner le meilleur de lui-même. Trouvant un sens renouvelé et enrichissant dans son travail, il se sent partie intégrante d'une vision commune qui dépasse les limites des objectifs purement financiers. L'organisation est transcendée pour briller comme une source d'inspiration, tant pour ses collaborateurs que ses partenaires externes, illustrant brillamment sa capacité à intégrer diversité et performance dans un modèle de réussite à la fois responsable et durable. Ce concept de leadership holistique incarne la force indéniable de l'alignement collectif lorsque chaque voix est entendue, consolidée et orientée vers une excellence collective et une croissance continue .

L'Approche holistique comme voie pour un Leadership unifié et efficace

L'approche holistique en leadership transforme la façon dont les organisations examinent et intègrent leurs diverses dimensions, culture, processus et personnes. Plutôt que d'isoler chaque problème tel un silo, cette stratégie encourage une perspective intégrée, essentielle pour un succès durable. Quand chaque partie travaille en synergie, l'organisation gagne en efficacité.

En cultivant une vision holistique, les leaders peuvent naviguer avec succès dans les complexités auxquelles leurs organisations sont confrontées. Ils ne se contentent pas d'apporter des solutions temporaires aux défis immédiats, mais créent une synergie entre les différentes composantes qui constitue le fondement d'une résilience organisationnelle riche. Cela implique une reconnaissance proactive des interconnexions nécessaires, où chaque employé est engagé non seulement dans son rôle mais ouvre également des perspectives pour grandir ensemble vers des objectifs communs.

Cette approche holistique va au-delà des ajustements superficiels ; elle nécessite l'engagement de tous les niveaux de l'organisation pour une communication transparente et une intégration fluide des processus. Par conséquent, l'organisation n'est pas simplement un ensemble de départements fonctionnant de manière indépendante, mais un écosystème vivant où chaque section participe activement au bien-être collectif. La conséquence en est une culture d'innovation, d'adaptabilité et de collaboration qui favorise une prospérité partagée.

Finalement, un leadership unifié ne se mesure pas simplement par sa capacité à diriger, mais par sa perspicacité à créer un système réactif et adaptatif face aux évolutions externes et internes. En alignant les ressources selon un cadre holistique, les leaders assurent que le potentiel de chaque individu est exploité de manière optimale pour renforcer l'ensemble, ce qui fait de l'organisation non seulement un lieu de travail efficace, mais une plateforme de croissance durable et de réussite collective.

Définition du Leadership holistique

Le leadership holistique va bien au-delà de la simple gestion des personnes ou des processus. Il se définit par une philosophie qui reconnaît l'organisation comme un écosystème dynamique, où chaque élément joue un rôle crucial et interdépendant. Au lieu de cloisonner les domaines, cette approche intègre toutes les perspectives et valorise chaque contribution. Cela permet la création d'une vision commune qui fédère et rassemble l'ensemble de l'organisation vers des objectifs cohérents et partagés.

En adoptant ce type de leadership, les chefs de file prennent en compte les impacts à long terme de chaque décision, ce qui garantit un alignement continu avec les valeurs fondamentales et la mission de l'entreprise. Cette prise de décision réfléchie et collective favorise l'instauration de lignes directrices stratégiques maximisant le potentiel collectif. Non seulement cela booste l'innovation et la créativité, mais cela encourage également un environnement d'apprentissage ouvert et collaboratif.

Les organisations qui intègrent le leadership holistique développent des environnements où la prise de décision participative est la norme, et les stratégies sont conçues pour assurer une prospérité partagée et équitable. En mettant l'accent sur l'unité et la synergie globale, elles renforcent leur résilience face aux défis extérieurs, tout en s'assurant que chaque membre se sente investi et motivé à contribuer pleinement à la réussite collective.

Avantages d'intégrer une vision holistique

Le leadership holistique offre des avantages concrets, capables de transformer une organisation en profondeur.

Cohérence accrue : Premièrement, l'intégration de cette vision conduit à une synchronisation entre les différents départements et niveaux hiérarchiques. Chaque activité est soigneusement alignée avec les objectifs stratégiques globaux, favorisant une harmonisation des efforts et une synergie au sein de l'organisation. Cette cohérence renforce l'efficacité opérationnelle et assure que toutes les initiatives sont mutualisées pour atteindre une finalité commune.

Réduction des conflits internes : Une communication transparente fluidifie les échanges, réduit les malentendus et renforce la collaboration. Lorsque les préoccupations sont communiquées ouvertement, et que l'information circule librement, les tensions se dénouent, et la collaboration se substitue aux conflits, renforçant ainsi les relations internes. La communication transparente réduit les conflits internes et améliore la collaboration entre les équipes. Une étude de McKinsey a révélé que les organisations avec des pratiques de communication ouvertes enregistrent une augmentation de 25 % de la productivité des équipes.

Renforcement de l'innovation : Troisièmement, grâce à l'exploitation d'une large diversité de perspectives, les organisations se placent en position de promouvoir la créativité et l'innovation de manière plus efficace. En valorisant chaque vision unique apportée par les employés, une culture d'innovation vigoureuse est créée. Cette richesse de perspectives est le terreau dans lequel émergent les idées novatrices, catalyseurs de progrès et différenciateurs décisifs dans l'environnement concurrentiel.

Étapes pour adopter une approche holistique en Leadership

L'approche holistique en leadership se concentre sur l'examen et l'intégration des différentes dimensions d'une organisation, telles que la culture, les processus, et les personnes. L'objectif est d'assurer que chaque aspect fonctionne en harmonie avec les autres, créant ainsi une cohésion et une synergie qui renforce l'organisation dans son ensemble. Plutôt que de résoudre les problèmes de manière isolée, le leadership holistique encourage une perspective intégrée qui reconnaît les interconnexions nécessaires au succès durable de l'organisation.

Avec une vision globale, les leaders évitent d'être submergés par des silos rigides et naviguent mieux dans les défis organisationnels.

Cette approche collaborative permet non seulement de résoudre les défis actuels, mais aussi d'accroître la capacité de résilience de l'organisation. En considérant chaque partie comme un contributeur essentiel à la mission commune, l'organisation peut capitaliser sur la synergie créée par ces interconnexions.

Une perspective intégrée assure que toutes les décisions sont harmonisées et alignées sur les valeurs fondamentales et la mission de l'entreprise. En conséquence, l'équipe dirigeante peut développer des stratégies qui non seulement maximisent le potentiel collectif, mais qui inspirent également un environnement d'apprentissage continu et ouvert. En responsabilisant chaque membre de l'organisation, le leadership holistique facilite l'émergence d'une culture d'innovation et de coopération, propulsant l'organisation vers une prospérité partagée et équitable.

Enfin, un leadership uni et intégré ne se limite pas à la résolution des problèmes actuels. Il incarne la capacité de créer un système réactif et adaptable, prêt à anticiper et surmonter les défis futurs. En alignant les ressources sur une base holistique, les dirigeants peuvent exploiter pleinement le potentiel de chaque individu et conduire l'organisation vers un succès durable et une croissance continue.

Une Organisation transformée par une vision holistique

Dans le cadre d'une entreprise internationale en pleine mutation, l'adoption d'un leadership holistique a fondamentalement révolutionné le fonctionnement interne. Ce changement a été possible grâce à une refonte complète des pratiques et à l'inclusion stratégique de toutes les parties prenantes. En procédant ainsi, l'entreprise a non seulement surmonté ses défis immédiats, mais elle a également établi une norme d'excellence et de durabilité. Dans cette entreprise, chaque voix est entendue, chaque avis est valorisé, forgeant une nouvelle dynamique de communication et de collaboration.

Changement de mentalité : Un des premiers changements notés a été l'attention particulière accordée à l'écoute des employés. En ouvrant des canaux où les suggestions sont accueillies avec sérieux, l'entreprise a cultivé une culture d'amélioration continue. Ce changement a permis l'intégration d'idées novatrices venues de tous les niveaux hiérarchiques, renforçant ainsi la cohésion et l'harmonie internes. Les employés, se percevant comme de véritables contributeurs, participent activement à l'évolution positive de l'organisation, générant ainsi un engagement sans précédent.

Croissance multidimensionnelle : Avec une stratégie alignée et une communication incessante entre les différents départements, l'organisation a observé une croissance remarquable dans ses performances à long terme. Ce modèle de communication fluide a permis de démanteler les silos traditionnels, favorisant ainsi une synergie et une efficacité accrues. La transversalité des informations et des ressources a non seulement amélioré la productivité, mais a également inspiré une innovation continue, propulsant l'entreprise vers de nouveaux sommets de succès. Ensemble, ces initiatives ont bâti une architecture adaptative robuste, prête à naviguer dans un environnement commercial en perpétuelle évolution, assurant à l'entreprise une place de choix parmi les leaders de son industrie.

Cet exemple met en lumière comment le leadership holistique ne se contente pas de gérer des processus isolés, mais unit diverses facettes de l'organisation vers une vision commune. En intégrant ces principes, l'entreprise a non seulement accru sa cohésion interne, mais a également préparé le terrain pour une innovation durable et résiliente.

Un impact global positif par le Leadership Holistique

Un leadership holistique intègre les diverses perspectives existantes pour générer un impact positif, aussi bien interne qu'externe. Ce modèle forge une conscience collective tournée vers la durabilité et la résilience. En choisissant d'adopter une vue d'ensemble, les dirigeants ne se contentent pas de gérer les opérations courantes; ils réorganisent et optimisent les ressources pour assurer une croissance durable. Pour ce faire, ils s'engagent à exploiter toutes les facettes de l'organisation, humaines, matérielles et idéologiques pour atteindre une cohésion qui transcende les simples gains immédiats.

L'approche holistique se traduit par l'alignement efficace des ressources humaines et techniques pour garantir le succès à long terme. Les dirigeants qui adoptent cette perspective facilitent l'optimisation des processus, permettant à chaque segment de l'organisation de fonctionner de manière cohérente et synchronisée. Par cette intégration, chaque département sait comment leurs efforts individuels contribuent à la vision globale, ce qui renforce le sentiment d'appartenance et stimule l'engagement collectif. À travers cette stratégie, l'entreprise cumule non seulement des bénéfices économiques, mais aussi un capital social et environnemental, assurant ainsi une responsabilité envers les générations futures.

Cette pratique intègre également une dimension d'anticipation et de préparation face aux fluctuations du marché et aux défis écologiques et sociaux actuels. En combinant innovation et collaboration, le leadership holistique crée un cercle vertueux où l'adaptabilité devient la norme, rendant l'organisation plus agile et résiliente. Elle devient ainsi non seulement une force économique mais un acteur inspirant dans son secteur, définissant de nouveaux standards de performance et de responsabilité sociale qui encouragent d'autres acteurs à suivre son exemple. En somme, le leadership holistique devient un pilier fondamental pour toute organisation cherchant à réaliser un succès renouvelé et durable à l'échelle mondiale. Une étude de Gartner (2023) révèle que les entreprises adoptant une stratégie de leadership intégrée et adaptative sont 2,3 fois plus efficaces dans la gestion des transformations numériques et des disruptions du marché.

L'Efficacité du holisme en Leadership

En se remémorant la transformation initiale de l'organisation, il devient clair que le leadership holistique dépasse la simple optimisation des performances distinctes. Il s'efforce plutôt de créer une symbiose harmonieuse, influençant positivement chaque aspect de l'organisme. Cette harmonie naît de l'intégration et de la cohésion entre les divers éléments de l'organisation, rendant toutes les actions alignées avec un objectif commun. En optant pour une telle synergie, les dirigeants assurent non seulement le bon fonctionnement opérationnel à court terme mais posent également les fondations d'une prospérité à long terme.

Un leadership holistique considère chaque décision non seulement par son impact immédiat, mais aussi par ses répercussions à plus large échelle, contribuant ainsi à un environnement de travail équilibré et dynamique. Cette approche garantit que chaque membre de l'équipe est considéré dans la vision globale, favorisant ainsi des relations de travail constructives et durables. La synergie résultante ne s'arrête pas aux murs de l'organisation; elle s'étend aux relations externes, renforçant la réputation et l'efficacité concurrentielle de l'entreprise.

En intégrant pleinement toutes les perspectives, les organisations ne se contentent pas de résoudre les défis existants, elles anticipent et se préparent efficacement aux futurs. Cette préparation proactive cultive une adaptabilité essentielle dans un monde commercial en perpétuel changement. En somme, en adoptant un leadership holistique, une organisation s'outille pour transformer ses défis en catalyseurs de succès et d'innovation, propageant ainsi l'exemplarité d'une gestion éclairée et unifiée.

Dans un monde de plus en plus complexe et en constante évolution, les entreprises font face à des défis contemporains inédits. Le prochain chapitre explorera comment les leaders peuvent relever ces défis grâce à une approche holistique. Cette philosophie intégrée leur permet de naviguer dans un paysage économique rempli d'incertitudes et de bouleversements technologiques. En adoptant une vue d'ensemble de l'organisation, les dirigeants ne se contentent pas de répondre aux urgences actuelles mais anticipent aussi les changements futurs en s'adaptant proactivement aux nouvelles exigences du marché.

L'approche holistique incite à intégrer toutes les perspectives et à harmoniser les ressources internes, facilitant ainsi une réponse agile et stratégique face aux perturbations externes. En réunissant les efforts des différents départements et en valorisant les individualités tout en favorisant la synergie d'équipe, les dirigeants peuvent transformer les défis contemporains en leviers de croissance et d'innovation. Ce processus implique la mise en place de stratégies adaptatives qui renforcent la résilience organisationnelle. Pour ce faire, ils optimisent à la fois les processus opérationnels et la culture d'entreprise, stimulant ainsi une évolution continue qui assure la pérennité de l'organisation dans un contexte économique instable.

Dans un monde où les entreprises ne peuvent plus se contenter de frontières rigides et de solutions ponctuelles, Toyota sert d'exemple parfait de comment les principes du leadership holistique sont opérationnels à travers sa philosophie Kaizen. En intégrant l'amélioration continue à chaque niveau, Toyota améliore non seulement l'efficacité, mais favorise également une culture d'engagement collectif et de durabilité à long terme. Cette démarche illustre bien comment l'alignement des principes holistiques de leadership avec les pratiques quotidiennes peut générer des avantages significatifs pour l'organisation.

L'intégration d'un leadership holistique représente une transformation essentielle pour toute organisation cherchant à prospérer dans un environnement dynamique. Ce chapitre a montré que la mise en œuvre d'une synergie organisationnelle produit un effet multiplicateur sur l'efficacité et l'engagement des équipes.

Il est crucial d'adopter une vision holistique qui favorise la collaboration inter-départementale et l'écoute active. Placer le leadership holistique au centre des stratégies organisationnelles permet de renforcer les liens au sein de l'équipe et de maintenir une adaptation continue face aux évolutions du marché. Par une intégration harmonieuse des différentes perspectives, il est possible de garantir un développement durable et un succès collectif.

Exercices pratiques : Vers un Leadership Holistique

Exercice 1 : Carte mentale de synergie organisationnelle

- Objectif : Identifier comment les différents départements de votre organisation peuvent collaborer pour atteindre un objectif commun.
- Instructions :
    - Prenez une grande feuille de papier et dessinez un cercle au centre représentant la vision ou l'objectif global de l'organisation.
    - Écrivez autour du cercle central les noms des différents départements/équipes de votre organisation.
    - Tracez des lignes les reliant à la vision centrale, et notez comment chaque département contribue actuellement ou pourrait contribuer à cette vision.
    - Identifiez des opportunités de collaboration inter-départementales qui pourraient être mises en place pour renforcer cette vision commune.

Exercice 2 : Jeu de rôle sur l'écoute holistique

- Objectif : Expérimenter une écoute active et empathique pour comprendre les besoins de chacun dans une approche de leadership holistique.

- Instructions :
    - Formez des groupes de trois où chaque personne joue tour à tour le rôle de leader, de membre d'équipe, et d'observateur.
    - Le "leader" doit poser des questions ouvertes sur la manière dont le membre de l'équipe perçoit la mission et les défis de l'organisation.
    - L'observateur prend des notes sur la qualité de communication et la façon dont le leader intègre des approches holistiques pendant la discussion.
    - Après l'exercice, discutez en groupe des enseignements tirés et des améliorations possibles pour renforcer l'écoute et l'action collective.

CHAPITRE 8
DÉFIS CONTEMPORAINS POUR LES LEADERS

Introduction aux défis modernes

Dans un monde en perpétuelle évolution, les leaders font face à des défis complexes, amplifiés par les mutations technologiques et sociétales. Les organisations ressentent la pression d'adopter des mesures adaptatives face aux nouvelles problématiques qui surgissent quotidiennement, susceptibles de menacer leur stabilité si elles ne sont pas traitées avec diligence et stratégie. Ces défis transcendent les simples avancées technologiques ou les évolutions réglementaires ; ils englobent aussi des pressions liées à la durabilité et à l'éthique, reflétant les attentes amplifiées de la société envers une conduite responsable et transparente.

Les leaders sont appelés à être non seulement agiles mais aussi visionnaires, transformant les obstacles en opportunités grâce à une approche holistique. Cette philosophie leur permet de balayer l'ensemble des aspects de la gestion stratégique de manière intégrée, en prenant en compte les ramifications potentielles de chaque décision. Au-delà de la réactivité, elle nécessite une anticipation proactive, où les leaders doivent prévoir les chemins à emprunter dans un monde où l'imprévisibilité est la norme. En cultivant cette vision, ils s'assurent que l'organisation non seulement survit mais prospère, en s'alignant sur des valeurs qui protègent et promeuvent le progrès pour les générations futures.

Pour prospérer dans un tel climat, les dirigeants doivent établir un cadre qui favorise l'innovation et l'adaptabilité. Cela implique de poser de nouvelles bases pour l'apprentissage organisationnel continu, où le changement est perçu non comme une menace mais comme un catalyseur de développement collectif. En exploitant les atouts de leurs équipes et en intégrant des perspectives diverses, les leaders peuvent renforcer la résilience de leur organisation. La capacité à naviguer dans ces eaux tumultueuses repose sur la mise en œuvre de pratiques flexibles et l'engagement envers une amélioration perpétuelle, garantissant que l'organisation reste alignée avec les aspirations sociales, économiques et environnementales de notre ère.

Cet exemple souligne comment une approche proactive face aux défis contemporains permet non seulement de surmonter les obstacles actuels mais prépare également le terrain pour un succès futur. En intégrant des innovations technologiques et en adoptant une perspective holistique, les leaders peuvent transformer les défis en opportunités, renforçant ainsi la résilience organisationnelle.

Selon une étude du World Economic Forum (2023), 85 % des dirigeants considèrent la transformation numérique et l'automatisation comme des défis majeurs pour la compétitivité de leur organisation.

Naviguer dans la complexité avec une approche holistique

L'approche holistique est essentielle pour relever les défis complexes du leadership moderne. Plutôt que de répondre de manière isolée à chaque problème, cette philosophie invite à une vue d'ensemble, reconnaissant que chaque décision entraîne des répercussions multiples, tant internes qu'externes à l'organisation. Les leaders doivent donc intégrer les variables économiques, environnementales et sociales dans leur cadre de décision stratégique. Cela garantit que chaque aspect de leur stratégie soutient un développement durable, sans compromettre aucun secteur de l'organisation.

Cette perspective globale ne se contente pas d'apporter des solutions temporaires; elle fortifie la résilience organisationnelle face aux perturbations inattendues. En créant un environnement adaptatif, les dirigeants peuvent anticiper les changements et moduler activement leur stratégie pour maintenir la dynamique de croissance. Cela favorise également l'émergence d'un climat d'innovation, nourrissant un engagement collectif qui permet à l'organisation de s'épanouir, même en période d'incertitude.

Intégrer des préoccupations économiques et sociales requiert une transition vers une mentalité où chaque décision est évaluée non seulement pour ses impacts directs, mais aussi pour ses effets à long terme sur l'organisation et la société. Cela encourage les entreprises à devenir des pionniers dans leurs secteurs, non seulement par leur viabilité économique, mais aussi par leur responsabilité sociale et environnementale. En résumé, une approche holistique outille les leaders pour transformer des défis complexes en catalyseurs de progrès organisationnel et sociétal durable, les préparant à relever des défis futurs avec confiance et créativité..

Stratégies pour un Leadership effectif

Pour naviguer efficacement dans un paysage commercial de plus en plus complexe, les leaders modernes doivent s'armer d'une série de stratégies pragmatiques et intégrées.

Primo, une communication transparente et une collaboration interfonctionnelle permettent de briser les silos d'information et d'accélérer la progression. Un management qui encourage l'échange fluide d'idées et de connaissances augmente la capacité de l'organisation à répondre rapidement et efficacement aux tendances émergentes. La mise en place de plateformes collaboratives et de forums réguliers peut faciliter ce flux d'informations, stimulant davantage l'innovation collective et la prise de décisions pertinentes.

Secundo, l'intégration de la flexibilité et de l'agilité à tous les niveaux organisationnels est fondamentale pour une adaptation rapide aux fluctuations du marché. Une structure organisationnelle souple permet non seulement de s'ajuster promptement aux changements externes mais assure également un maintien de la cohérence stratégique. Cela peut être accompli par la mise en œuvre de méthodologies agiles, qui permettent des ajustements rapides et des feedbacks constants tout en gardant un alignement sur les objectifs à long terme. La capacité de pivoter de manière intelligente face aux nouvelles données et réalités marchandes devient ainsi un atout incontournable pour maintenir la compétitivité.

Tercio, aligner les valeurs de l'organisation avec les attentes externes renforce sa responsabilité sociale et sa durabilité. Dans un monde où les consommateurs et les partenaires attachent de plus en plus d'importance aux impacts sociaux et environnementaux, adhérer à ces principes peut renforcer la réputation de l'entreprise et assurer sa pérennité. Encourager la transparence éthique, initier des projets écologiques et s'investir dans la communauté locale sont des démarches qui cimentent le rôle de l'entreprise en tant qu'acteur socialement responsable. Ainsi, en intégrant ces stratégies de leadership, une organisation se positionne non seulement pour relever les défis contemporains, mais aussi pour exceller dans un environnement en constante évolution.

Transformation du Leadership face aux défis actuels

Dans l'univers technologique dynamique, il est crucial pour les entreprises de se réinventer continuellement afin de rester pertinentes. Un exemple pertinent est celui d'une entreprise technologique confrontée à une disruption numérique majeure. Cette entreprise a su réinventer ses processus en intégrant un modèle de gestion holistique systématiquement. En adoptant cette approche, elle a encouragé l'innovation interne tout en s'adaptant rapidement aux évolutions technologiques rapides. Ce modèle a permis d'aligner chaque département autour d'un objectif commun de transformation numérique, tout en renforçant leur engagement envers la durabilité environnementale.

Grâce à une stratégie repensée et un alignement des processus, l'entreprise s'est imposée comme leader de son secteur. Les mesures stratégiques précises prises ont permis une cohésion accrue au sein des départements, assurant une communication fluide et un partage de connaissances optimisé. En outre, la réorientation vers la durabilité a non seulement amélioré leur image de marque mais a aussi encouragé une culture d'entreprise qui valorise l'innovation durable et l'engagement social responsable. Cela a conduit à une véritable synergie de l'organisation, où chaque employé est motivé à contribuer à des objectifs plus larges et plus responsables.

En se positionnant en tant que pionnière dans son domaine, l'entreprise a également réussi à instaurer une culture d'apprentissage continu et d'adaptabilité. Cette flexibilité lui a permis de répondre rapidement aux changements et aux besoins du marché, tout en intégrant les dernières technologies numériques dans ses processus métier. En fin de compte, cette transformation témoigne de la puissance d'un leadership éclairé qui embrasse une perspective holistique, posant ainsi les fondations d'une compétitivité et d'un succès long terme robustes. En adoptant de telles stratégies, les dirigeants augmentent la résilience organisationnelle et garantissent que l'organisation reste à l'avant-garde des progrès technologiques et des évolutions de marché contemporaines.

Selon une enquête du Forum Économique Mondial (2023), les entreprises ayant intégré des stratégies de résilience organisationnelle sont 1,7 fois plus susceptibles de survivre aux crises économiques et aux disruptions technologiques.

Élever le Leadership moderne

Le leadership moderne va au-delà de l'adaptation : il transforme des visions complexes en actions concrètes grâce à une approche intégrée et innovante. Dans un monde où les changements sont constants et les défis imprévus, la capacité des leaders à naviguer ces eaux tumultueuses avec assurance et adaptabilité est essentielle. En engageant pleinement toute l'organisation dans une quête continue de progrès et d'innovation, ces leaders peuvent décupler leur impact et pérenniser leur influence dans un environnement concurrentiel.

La transformation des idées en actions concrètes s'effectue par le biais d'une cohésion organisationnelle, où chaque membre de l'équipe comprend et partage le but collectif. Cette intégration des efforts ne se limite pas aux niveaux hiérarchiques dirigeants mais s'étend jusqu'aux pratiques quotidiennes des employés. Cultiver une telle unité nécessite une communication efficace, des structures organisationnelles agiles, et la promotion active de valeurs qui soutiennent un développement durable tout en garantissant la résilience face à de potentiels revers économiques et sociaux.

Pour que la vision moderne du leadership soit fructueuse, elle doit s'adapter aux particularités du monde actuel, intégrant les avancées technologiques, les attentes sociétales en matière de durabilité, et la nécessaire inclusion de toutes les voix dans la prise de décision. Cela signifie non seulement anticiper les tendances, mais aussi piloter des changements qui répondent habilement aux enjeux globaux tout en maximisant les opportunités de croissance. En adoptant un leadership visionnaire et holistique, les organisations renforcent leur rôle non pas seulement en tant que participants du marché, mais en tant que influences progressistes et responsables.

En repensant à notre exemple de l'entreprise transformée, il devient évident que les leaders contemporains doivent non seulement répondre aux défis actuels mais être audacieux dans la transformation et l'anticipation des besoins futurs.

L'environnement dynamique moderne impose aux leaders de naviguer à travers une variété de défis complexes avec clairvoyance et adaptabilité. Ce chapitre a mis en lumière l'importance capitale de la résilience et de l'innovation dans la gestion de ces défis.

Adopter une vision proactive permet de transformer chaque défi en opportunité de croissance. En intégrant des stratégies holistiques et en renforçant la collaboration, les leaders assurent la résilience et le succès de leur organisation. Chaque obstacle doit être perçu non comme une entrave, mais comme un catalyseur de transformation stratégique.

Le chapitre suivant abordera des stratégies avancées permettant aux leaders de non seulement surmonter les obstacles mais d'exceller dans un environnement en constante mutation.

Exercices pratiques : Défis contemporains pour les Leaders

Exercice 1 : Identification des Défis Technologiques

- Objectif : Comprendre comment la technologie impacte votre rôle de leader et déterminer des solutions pour maximiser ses avantages.
- Instructions :
    - Listez trois technologies récentes qui ont été adoptées dans votre organisation.

- o Évaluez l'impact de ces technologies sur votre équipe et vos opérations.
- o Identifiez un défi majeur posé par l'une de ces technologies.
- o Proposez une solution ou un plan d'action pour surmonter ce défi et exploiter pleinement la technologie en question.

Exercice 2 : Simulation de gestion de crise

- Objectif : pratiquer la prise de décision rapide et efficace lors d'une crise pour renforcer la résilience organisationnelle.
- Instructions :
  - o Créez un scénario fictif où une crise menace votre entreprise (par exemple, une cyberattaque ou un désastre naturel).
  - o En groupes, discutez des étapes immédiates à entreprendre pour gérer la crise.
  - o Définissez les rôles que chaque membre de l'équipe jouerait dans cette situation.
  - o Après la simulation, évaluez les décisions prises et discutez des améliorations possibles pour mieux préparer l'organisation à de vraies crises futures.

CHAPITRE 9
LEÇONS DE LEADERS HISTORIQUES

Introduction aux leçons du passé

Explorer l'histoire des grands leaders révèle des enseignements essentiels pour affronter les défis d'aujourd'hui. Les expériences de ces figures historiques ont jalonné le chemin de l'humanité à travers des périodes de changements significatifs et de crises profondes, fournissant ainsi des exemples inestimables de courage, de résilience, et d'ingéniosité. Ces leaders n'ont pas seulement navigué dans des temps hostiles; ils ont aussi transformé leurs défis en opportunités, remodelant leurs sociétés à travers leur vision et leur détermination. Comprendre comment ces personnes ont su influencer de manière durable leurs suiveurs peut offrir aux dirigeants d'aujourd'hui des repères solides. Ceux-ci sont essentiels pour naviguer dans un monde de plus en plus complexe et interconnecté, où les défis sont souvent imprévisibles et de grande envergure.

L'histoire recèle d'innombrables récits de leadership exemplaire, où les figures centrales ont démontré une capacité unique à mobiliser les gens autour d'une cause commune, à persévérer face à des obstacles apparemment insurmontables, et à innover pour trouver des solutions nouvelles et efficaces. C'est cette essence du leadership qui reste pertinente malgré le passage du temps et les multiples transformations sociétales. Les leaders aujourd'hui sont confrontés à des défis qui, bien que distincts, requièrent les mêmes qualités fondamentales de vision, de stratégie, et de communication percutante. En explorant les leçons tirées du passé, les dirigeants modernes peuvent non seulement emboîter le pas de ces pionniers mais aussi adapter et intégrer ces principes intemporels dans leurs contextes organisationnels, transformant les menaces en opportunités d'évolution et de succès.

Ce chapitre vise à décomposer ces leçons, à écouter les échos des stratégies victorieuses des temps anciens pour les adapter aux exigences d'un environnement mouvant. Il s'agit d'examiner non seulement les résultats atteints par ces leaders, mais également les processus et les visions qui ont guidé leur action. En appliquant ces enseignements dans notre ère moderne, nous ne nous contentons pas de répliquer le passé; nous réinventons le leadership pour forger un avenir où chaque défi est une chance de montrer le chemin vers un progrès durable et inclusif.

Apprendre des géants du passé

Il est crucial pour les leaders d'aujourd'hui d'incorporer dans leur approche un point de vue holistique inspiré par les leçons des grandes figures historiques. Plutôt que de simplement réagir aux signes du temps, cette philosophie encouragerait les leaders à s'imprégner des enseignements du passé afin de cultiver l'innovation et d'appréhender l'avenir avec proactivité. Les stratégies de leaders comme Nelson Mandela et Winston Churchill montrent comment transformer les défis en opportunités de changement.

Pour illustrer, la résilience morale et l'aptitude stratégique de Churchill durant la Seconde Guerre mondiale ont démontré que la communication d'une vision claire, même en temps d'incertitude, peut inspirer une nation à surmonter ses plus grandes peurs. Similairement, Mandela a montré comment le choix du pardon et de l'inclusion, plutôt que de la vengeance, peut guérir une nation déchirée et installer une paix durable. Ces figures historiques ont non seulement navigué à travers les crises, mais ont aussi littéralement redéfini les attentes de ce que le leadership peut accomplir face à des changements massifs.

En intégrant ces perspectives historiques, les leaders modernes peuvent encourager un type de leadership qui non seulement résiste aux tempêtes du temps, mais qui est également adaptatif et visionnaire. L'application de telles stratégies permettrait de renforcer des environnements de travail collaboratifs tout en promouvant l'innovation continue. En conclusion, en apprenant de ces géants du passé, les leaders d'aujourd'hui peuvent influencer positivement leur monde contemporain, en prenant des décisions certes informées par l'histoire mais surtout axées sur un futur prometteur.

Principes et stratégies historiques

Se pencher sur les stratégies employées par certains des plus grands leaders historiques permet d'apprendre comment naviguer efficacement à travers les tumultes de leur époque. Ces leaders partagent un point commun : une capacité exceptionnelle à transmettre une vision claire et inspirante, même en temps de crise. Ils mobilisaient leurs suiveurs autour d'objectifs partagés et audacieux, transformant l'adversité en tremplin pour le changement. Cette aptitude à créer un mouvement unifié en période de crise n'est pas simplement un atout de leadership ; elle constitue un vecteur de transformation des sociétés et d'instauration de la confiance.

Un autre principe fondamental réside dans leur capacité à innover tout en anticipant les besoins futurs. Plutôt que de se reposer sur leurs acquis, ces leaders ont constamment recherché des solutions créatives pour faire face à des défis émergents. Ils ont su transformer les obstacles en opportunités, instaurant des changements durables qui ont souvent dépassé leurs attentes initiales. Cette approche visionnaire est cruciale pour tout leader moderne cherchant à maintenir la pertinence et l'efficacité dans un monde en constante mutation .

Enfin, les décisions prises par ces figures emblématiques étaient fermement ancrées dans des valeurs solides, ce qui garantissait la cohérence et l'intégrité de leur gouvernance. Que ce soit Winston Churchill durant la Seconde Guerre mondiale ou Nelson Mandela dans son combat pour l'égalité, leurs actions étaient guidées par des principes éthiques clairs. Cela leur a permis non seulement de naviguer à travers les crises immédiates, mais aussi de laisser un héritage fondé sur une base morale inébranlable. Pour les leaders actuels, s'inspirer de ces principes peut offrir une boussole infaillible pour guider leur trajectoire, assurant que, même dans le tumulte, les décisions prises restent fidèles à l'essence de l'organisation et aux valeurs qu'elle incarne. En émulant ces pratiques, les dirigeants d'aujourd'hui peuvent espérer non seulement surmonter des obstacles similaires, mais également bâtir des fondations solides pour un avenir prospère.

Winston Churchill:
La Résilience en temps de Guerre

Winston Churchill, leader emblématique britannique lors de la Seconde Guerre mondiale, incarne la quintessence de la résilience face à l'adversité. Face à l'agression nazie, Churchill a démontré une détermination inébranlable qui a non seulement galvanisé son pays, mais a également marqué l'Histoire d'un exemple indéfectible de leadership stratégique. Ses discours inspirants ont ravivé l'espoir et renforcé la résilience du peuple britannique, créant un sentiment d'unité et de force collective. Cela a été essentiel à la mise en place d'une défense nationale unifiée durant l'une des périodes les plus tumultueuses de l'histoire moderne.

La stratégie de guerre de Churchill était ancrée dans une évaluation réaliste de la situation militaire et politique de l'époque. Il a su naviguer les eaux troubles de la diplomatie internationale tout en renforçant l'armée britannique par des coalitions stratégiques. Sa compréhension approfondie de la géopolitique lui a permis de transformer des moments périlleux en opportunités de ralliement national, invitant le peuple à se rassembler pour une cause commune. Les efforts incessants de Churchill illustrent comment des périodes de danger peuvent être transformées en points de ralliement qui non seulement inspirent confiance, mais initient une action résolue.

L'héritage de Churchill ne réside pas uniquement dans les stratégies militaires ou diplomatiques, mais également dans sa capacité à incarner et à émettre des représentations de la persévérance et de l'endurance face à des défis accablants. Ses interventions ont été cruciales pour maintenir la flamme de l'espoir et de la résistance vivante, non seulement au Royaume-

Uni, mais aussi à travers les nations alliées. En ce sens, Churchill nous rappelle que le leadership efficace repose sur la capacité à infuser une vision entraînant un collectif à surmonter ses peurs pour embrasser l'honneur, la liberté, et la paix durable.

Nelson Mandela: La Réconciliation et l'Unité

Nelson Mandela incarne à la fois le symbole de la réconciliation et de l'unité nationale. Après avoir passé 27 années en prison, il a démontré une capacité exceptionnelle à transformer des blessures profondes et durables en solutions de réconciliation, optant résolument pour le dialogue et l'inclusion plutôt que pour la vengeance. Lorsqu'il a été libéré, l'Afrique du Sud était une nation divisée et ensanglantée par des décennies de régime d'apartheid. Cependant, Mandela a su transformer ces blessures nationales en un avenir unifié, illustrant le pouvoir du pardon et de la vision partagée.

En refusant la vengeance et en choisissant la réconciliation comme voie pour l'avenir, Mandela a montré au monde que le pouvoir du pardon pouvait être un instrument pour bâtir des ponts là où il n'y avait que des fossés. En dialoguant avec ses anciens ennemis, il a apaisé les tensions et favorisé l'émergence d'une nation unifiée, où chacun pouvait coexister pacifiquement. Son approche a permis non seulement d'éviter la guerre civile, mais aussi d'installer une paix durable fondée sur l'égalité et la justice.

Mandela a ensuite poursuivi sa vision au-delà de sa présidence, en veillant à instaurer des politiques qui promeuvent le pardon et l'unité parmi tous les Sud-Africains. La transition pacifique de l'Afrique du Sud vers une démocratie multiraciale n'a été possible que grâce à son leadership visionnaire qui, à travers la force de la réconciliation, a su unir un peuple divisé. Son héritage montre que le leadership efficace ne se mesure pas seulement à la force ou à l'autorité, mais au courage de choisir la voie de la réconciliation et de voir au-delà des injustices passées pour construire un avenir meilleur ensemble. Cette leçon est d'une importance capitale pour les leaders modernes, particulièrement dans un monde où les divisions sociales et politiques continuent de se creuser.

Ces exemples illustrent comment, face à des obstacles apparemment insurmontables, la résilience et la créativité non seulement résolvent les problèmes immédiats mais renforcent également la capacité à affronter des défis futurs. En adoptant une approche basée sur l'adaptabilité et l'innovation, ces leaders démontrent comment transformer les obstacles en leviers de changement positif, solidifiant ainsi leurs organisations contre les aléas du monde contemporain.

Transformer les leçons en Leadership moderne

Les leçons tirées des leaders historiques montrent que le changement véritable nécessite à la fois une compréhension profonde des dynamiques en jeu et une application habile des principes intemporels. Ces exemples du passé offrent un cadre pour les dirigeants contemporains, qui peuvent en tirer des enseignements pour construire un avenir plus prometteur. Ces leçons ne se limitent pas à des stratégies ponctuelles mais englobent des valeurs fondamentales telles que la résilience, l'innovation, et l'engagement communautaire. Les dirigeants modernes sont encouragés à adopter une vision claire et inspirante pour surmonter les défis présents.

En appliquant ces leçons, les leaders modernes anticipent les défis et transforment l'incertitude en opportunité. Cela implique d'avoir le courage de prendre des décisions audacieuses basées sur des valeurs éthiques solides, ce qui assure non seulement la pérennité de leur leadership, mais aussi l'adhésion de leurs suiveurs. Il s'agit également de créer une harmonie au sein de l'organisation, où chaque membre est motivé par un objectif commun. L'innovation devient alors une part intégrante du processus de décision, permettant aux entreprises de s'adapter rapidement aux changements du marché.

Pour pratiquer un leadership inspiré par ces géants, il est indispensable de comprendre non seulement les stratégies qu'ils ont mises en œuvre, mais aussi les qualités qui ont soutenu leurs succès. La capacité à mobiliser, à inspirer et à résister, même dans les moments les plus sombres, est une caractéristique clé. En se tournant vers ces leçons historiques, les leaders d'aujourd'hui peuvent non seulement mieux faire face aux défis complexes de notre temps, mais aussi inspirer un changement positif, transformant les organisations et les communautés vers un avenir durable et prospère.

L'étude des leaders historiques dévoile des stratégies intemporelles qui transcendent les époques et les contextes. Ce chapitre démontre que les principes de résilience, de vision stratégique, et de persévérance sont des piliers essentiels pour naviguer dans les eaux tumultueuses des défis modernes.

Il est crucial de s'inspirer des leçons des grands leaders pour enrichir sa propre approche du leadership. Ces enseignements fournissent des schémas éprouvés afin de surmonter les obstacles actuels et futurs. En intégrant ces stratégies dans la pratique, on peut cultiver un style de leadership qui non seulement transforme les défis en opportunités mais aussi s'ancre dans une tradition d'efficacité et d'impact durable.

Le prochain chapitre explorera comment ces principes peuvent être adaptés et mis en œuvre face aux défis sociaux et économiques émergents.

Exercices pratiques : Leçons de Leaders Historiques

Exercice 1 : Étude de cas historiques

- Objectif : Analyser les stratégies des leaders historiques pour mieux comprendre l'application de leurs leçons dans le contexte moderne.
- Instructions :
    - Choisissez un leader historique étudié dans ce chapitre (comme Nelson Mandela ou Winston Churchill).
    - Identifiez trois décisions clés qu'ils ont prises en réponse à des défis majeurs.
    - Analysez le contexte de chaque décision : Quels étaient les enjeux et comment ces décisions ont-elles influencé le résultat final ?
    - Proposez comment ces approches pourraient être appliquées aux défis contemporains dans votre milieu professionnel.

Exercice 2 : Projection du Leadership Historique

- Objectif : Imaginer comment un leader historique agirait face aux défis actuels du secteur dans lequel vous évoluez.

- Instructions :
    o Sélectionnez un problème contemporain rencontré dans votre domaine de travail.
    o Imaginez comment un leader tel que Winston Churchill ou Nelson Mandela aborderait ce problème.
    o Rédigez un court scénario décrivant les étapes qu'il pourrait suivre pour résoudre ce problème.
    o Partagez le scénario avec vos collègues pour discuter des leçons qui peuvent être tirées de votre analyse.

CHAPITRE 10
INTÉGRER LA TECHNOLOGIE AU LEADERSHIP

Introduction à l'intégration technologique

À une époque où la technologie évolue à une vitesse fulgurante, son intégration au leadership moderne est devenue un impératif stratégique. Les leaders contemporains doivent ainsi saisir la puissance de ces outils pour maximiser l'efficacité et procéder à une transformation profonde de leurs organisations. Il ne s'agit plus simplement de s'adapter à l'innovation, mais de l'exploiter de manière proactive pour révolutionner les processus internes et redéfinir les paradigmes organisationnels.

Au-delà des outils de productivité habituels, la technologie offre une myriade de possibilités pour améliorer la communication, renforcer l'innovation et favoriser un environnement de travail agile et dynamique. Elle permet d'automatiser des tâches complexes, de simplifier des processus fastidieux et de réduire le temps de mise sur le marché de nouveaux produits ou services. Les leaders qui réussissent à intégrer ces technologies de manière stratégique peuvent ainsi transformer leur organisation en un écosystème fluide et interdisciplinaire, stimulant la collaboration au-delà des hiérarchies traditionnelles et des frontières départementales.

L'intégration technologique n'est pas exclusive aux entreprises du secteur numérique; elle est universelle et s'applique également à des solutions novatrices dans des industries variées telles que la finance, la santé, ou l'éducation. Cette transversalité permet aux leaders de résoudre des problèmes anciens avec des approches modernes et innovantes. En facilitant l'accès à l'information et en permettant une analyse prédictive approfondie, la technologie devient un outil puissant pour la prise de décision éclairée. Une enquête du MIT Sloan Management Review (2023) a révélé que 72 % des entreprises qui intègrent une stratégie numérique forte surpassent leurs concurrents en termes de performance et d'innovation.

En conclusion, pour les leaders modernes, la capacité à intégrer la technologie au cœur de leurs stratégies est cruciale. Elle les prépare non seulement à relever les défis actuels, mais aussi à anticiper ceux de demain, en assurant une croissance durable et une position concurrentielle forte sur le marché mondial. Enfin, cette intégration doit toujours s'accompagner d'une gestion prudente et intelligente du changement, afin de maximiser ses bénéfices tout en minimisant ses risques.

Technologie comme catalyseur de changement

La technologie révolutionne le leadership moderne en transformant les modèles d'affaires traditionnels. À l'ère numérique, où la rapidité et l'innovation sont impératives, la technologie invite les leaders à repenser fondamentalement leur approche. En adoptant des avancées technologiques, les dirigeants peuvent orchestrer une gestion plus agile et réactive, capable de répondre aux besoins des marchés en temps réel. Cette capacité à évoluer rapidement face aux nouvelles tendances permet de devenir non seulement compétitive mais aussi préventive face aux défis émergents.

La technologie agit comme un véritable catalyseur de changement, en facilitant l'accès à des informations cruciales et en optimisant la prise de décision. À travers l'analyse de données sophistiquée et l'intelligence artificielle, les organisations peuvent désormais anticiper les besoins futurs et concevoir des stratégies adaptées bien avant que ces besoins émergent intensément. En plus de ces avantages opérationnels directs, la technologie stimule également une culture d'innovation en libérant le temps des employés des tâches répétitives et chronophages, leur permettant ainsi de s'engager dans des projets plus créatifs et à forte valeur ajoutée.

Les leaders qui adoptent, encouragent et exploitent ces innovations technologiques peuvent solidifier leurs organisations autour d'une adaptabilité et d'une résilience accrues. Dans un paysage commercial organiquement compétitif et instable, ces qualités sont des atouts précieux. En optimisant les processus internes et en intégrant des avancées qui facilitent une communication et une collaboration optimales, les entreprises parviennent à créer un cadre de travail fluide où l'innovation n'est pas simplement encouragée, mais intrinsèquement liée à chaque opération quotidienne. Une étude de McKinsey (2022) montre que les entreprises qui investissent dans l'intelligence artificielle et l'automatisation voient une augmentation de 20 à 30 % de leur productivité.

En conclusion, dans un monde où la volatilité est devenue la norme, la technologie ne se contente pas de transformer le mode opératoire des organisations ; elle redéfinit aussi ce qui est possible.

Les leaders qui perçoivent et intègrent pleinement ces technologies s'équipent pour non seulement relever les défis d'aujourd'hui, mais aussi pour façonner un futur où l'agilité et l'innovation deviennent les piliers de chaque succès organisationnel.

Avantages et défis de l'intégration technologique

L'intégration technologique optimise les opérations et stimule l'innovation au sein des organisations. Parmi ces avantages, l'automatisation des tâches répétitives est particulièrement importante. Elle permet de réduire considérablement le temps et les efforts dévolus à des activités qui ne nécessitent pas une intervention humaine constante, libérant ainsi du temps pour des tâches plus stratégiques et créatives. L'amélioration de la précision analytique est un autre atout majeur, offrant des capacités de traitement de données inégalées pour extraire des insights en temps réel, ce qui améliore la prise de décision et permet de mieux anticiper les tendances du marché.

Cependant, l'intégration de la technologie n'est pas sans défis. La gestion du changement reste un obstacle majeur, car elle nécessite une transition minutieuse pour éviter la résistance au sein des équipes. L'adoption de nouvelles technologies demande également une adaptation constante aux compétences numériques nécessaires, impliquant souvent une requalification des employés. Pour que cette transition soit réussie, il est essentiel d'établir un équilibre délicat entre adoption technologique et souci pour le maintien de l'humanité et des relations interpersonnelles sur le lieu de travail.

Les dirigeants doivent apprendre à exploiter ces technologies de manière à enrichir, plutôt qu'à fragmenter, les relations humaines. Favoriser une culture qui valorise l'interaction authentique et la collaboration tout en intégrant les avancées technologiques est primordial. Cela signifie investir dans des formations continues, inciter à une communication ouverte et ajuster les stratégies en fonction des retours d'expérience. En somme, l'intégration technologique réussie doit transcender l'amélioration des processus; elle doit aussi préserver et renforcer le tissu social de l'organisation, assurant ainsi un avenir durable où technologie et humanité coexistent harmonieusement.

Exemple de réussite : Microsoft a connu un tournant stratégique avec le cloud computing sous la direction de Satya Nadella, augmentant ses revenus cloud de plus de 50 % en cinq ans.

Défi à surmonter : La résistance au changement des employés. Une étude de PwC (2023) montre que plus de 40 % des employés perçoivent l'automatisation comme une menace pour leur emploi.

La transformation digitale de l'industrie financière

Dans le secteur des services financiers, l'intégration de la technologie a été un levier crucial de transformation, notamment par l'adoption de l'intelligence artificielle (IA) pour l'analyse de données. Considérons l'exemple d'une entreprise financière qui a su remanier ses opérations grâce à cette avancée technologique. Le passage à un modèle centré sur les données a non seulement amélioré l'efficacité opérationnelle, mais a aussi permis de personnaliser les services offerts aux clients grâce à une compréhension plus fine de leurs besoins et comportements.

L'IA permet de traiter un volume immense de données à une vitesse inégalée, offrant ainsi aux entreprises la capacité d'anticiper les tendances du marché et de prendre des décisions éclairées et rapides. En outre, elle aide à identifier des modèles dans les comportements des clients, ce qui permet de proposer des solutions sur mesure. Dans un marché où la concurrence est féroce, cette personnalisation fait la différence entre une simple conservation de la clientèle et sa fidélisation accrue.

Cette transformation a nécessité une réorganisation complète des processus internes. La mise en place de systèmes automatisés a réduit la charge de travail des employés sur les tâches répétitives, leur permettant de se concentrer sur des activités à plus forte valeur ajoutée. Ce déplacement des ressources humaines vers des fonctions stratégiques a conduit à une amélioration des innovations et du service offert, rendant l'entreprise plus agile et adaptative aux évolutions rapides du marché.

Cependant, cette transition n'a pas été exempte de défis. Il a fallu gérer des questions complexes liées à la gestion du changement, en formant le personnel aux nouvelles technologies et en ajustant la culture organisationnelle pour embrasser cette nouvelle ère numérique. Les leaders ont dû naviguer ces eaux délicates avec habileté pour garantir que chaque membre de l'organisation prospérait dans ce nouvel environnement technologique.

Globalement, l'intégration de l'IA et des technologies avancées dans le secteur financier démontre comment les outils modernes peuvent être utilisés pour transformer et améliorer l'efficacité organisationnelle tout en répondant plus précisément aux besoins des clients. Cela marque une étape importante vers une finance plus intelligente et plus connectée, capable de relever les défis de l'avenir.

Se transformer grâce à la technologie

Dans le monde d'aujourd'hui, en constante mutation, pour les leaders inspirés, la technologie n'est pas simplement un outil accessoire; elle constitue la fondation d'une nouvelle réalité opérationnelle. Cette réalité transforme complètement la manière dont les entreprises fonctionnent, les encourageant à aller au-delà de la simple survie pour exceller dans un environnement de plus en plus complexe et interconnecté. La technologie, lorsqu'elle est intégrée de manière stratégique, offre des opportunités sans précédent de réévaluation et de réinvention des modèles commerciaux traditionnels.

Les leaders qui parviennent à intégrer effectivement cette réalité disposent d'un avantage concurrentiel crucial. La technologie leur permet d'être réactifs, de prendre des décisions basées sur des données en temps réel, et d'agir avec une agilité qui défie l'ancienne lourdeur gestionnaire. En adoptant des innovations technologiques telles que l'intelligence artificielle, l'analyse de données avancée et la connectivité inter-systèmes, ils peuvent privilégier une approche centrée sur l'innovation et l'optimisation continue des processus. Cette transformation numérique confère non seulement une efficacité accrue mais renforce également la résistance de l'organisation aux fluctuations du marché.

Cela permet également de repousser les limites de ce qui est réalisable, transformant des défis complexes en catalyseurs d'innovation. Les entreprises équipées de ces technologies peuvent pivoter plus rapidement en réponse aux évolutions du marché tout en alignant leurs opérations sur les futures exigences industrielles. Cette capacité augmente non seulement leur résilience mais positionne également les leaders et leurs organisations pour capter les opportunités de croissance émergentes. Cet exemple met en lumière comment l'intégration de technologies avancées ne se contente pas simplement d'optimiser les processus internes, mais crée un cadre où l'innovation devient partie intégrante de la stratégie globale. À travers une mise à jour technologique proactive, ces entreprises démontrent comment se préparer à l'avenir tout en renforçant leur compétitivité actuelle.

Les leaders qui adoptent ces technologies ne suivent pas une simple tendance ; ils façonnent un avenir où le potentiel humain et l'efficacité technologique s'harmonisent pour une transformation durable. Cette intégration harmonieuse, entre créativité humaine et capacité technologique, est la signature d'un leadership moderne visionnaire et proactif.

Un rapport de Harvard Business Review (2023) montre que les entreprises qui accompagnent l'adoption technologique par un programme de formation voient 80 % d'adhésion de leurs employés, contre seulement 30 % sans accompagnement.

L'intégration efficace de technologies transformatrices est devenue cruciale dans le leadership moderne, favorisant à la fois l'adaptation et la compétitivité. Ce chapitre a souligné qu'une approche stratégique de la technologie peut revitaliser les processus opérationnels et catalyser l'innovation.

Il est vital de poursuivre une démarche proactive pour adopter et maîtriser les technologies de pointe. Cela implique une évaluation régulière des outils technologiques actuels et leur alignement avec les objectifs stratégiques de l'organisation. Avec une intégration judicieusement planifiée, la technologie peut devenir un catalyseur puissant de succès organisationnel et d'adaptabilité future.

Le chapitre suivant explorera comment les leaders peuvent harmoniser ces éléments pour promouvoir une véritable transformation organisationnelle, intégrant les tendances futures et les innovations pour rester à l'avant-garde de leur industrie.

Exercices pratiques : intégrer la technologie au Leadership

Exercice 1 : Audit Technologique

- Objectif : Évaluer l'efficacité de l'utilisation actuelle des technologies dans votre organisation.
- Instructions :
    - Sélectionnez trois technologies essentielles à votre entreprise.
    - Évaluez leur contribution actuelle aux objectifs de l'organisation.
    - Identifiez les lacunes ou inefficacités dans leur utilisation.
    - Proposez des solutions pour optimiser leur implantation ou leur utilisation.

Exercice 2 : Planification d'une transformation digitale

- Objectif : Concevoir un plan pour intégrer une nouvelle technologie dans votre cadre de travail afin de renforcer les opérations.

- Instructions :
    - Choisissez une technologie émergente pertinente pour votre secteur.
    - Élaborer un plan de mise en œuvre expliquant comment cette technologie sera intégrée dans vos opérations existantes.
    - Établissez des indicateurs pour mesurer le succès de cette intégration à court et à long terme.
    - Identifiez les ressources nécessaires (formation, matériel, financement).

CHAPITRE 11
DIVERSITÉ ET INCLUSION DANS LE LEADERSHIP

Introduction à la diversité et à l'inclusion

Dans le monde du travail d'aujourd'hui, diversité et inclusion ne sont plus seulement des principes éthiques, mais des impératifs stratégiques pour toute organisation qui veut rester compétitive. L'intégration de divers contextes culturels, expériences et perspectives offre plus qu'un simple enrichissement du tissu social : elle injecte de la créativité et de l'innovation dans les processus décisionnels, tout en favorisant un engagement et une fidélité accrus parmi les employés. Les leaders d'aujourd'hui portent la responsabilité de créer des environnements inclusifs où chaque voix est non seulement entendue, mais aussi valorisée. Pour ce faire, il est souvent nécessaire de repenser les structures organisationnelles pour éliminer les barrières et favoriser une culture de collaboration où chacun peut apporter sa contribution unique.

La diversité n'est pas seulement une question de politique sociale ou de conformité réglementaire; elle est un levier puissant pour l'innovation. Lorsque les membres d'une équipe sont encouragés à partager leurs points de vue uniques, les entreprises bénéficient d'une gamme de perspectives qui peuvent conduire à des solutions novatrices et à des stratégies plus robustes. Par ailleurs, une culture inclusive facilite non seulement une meilleure rétention des talents, mais elle attire aussi les meilleurs professionnels disponibles sur le marché, créant ainsi un cercle vertueux de croissance et de progrès.

En outre, pour s'assurer que la diversité et l'inclusion ne restent pas de simples paroles, les organisations doivent mettre en place des programmes et des formations qui sensibilisent et éduquent les employés sur l'importance de ces valeurs. Cela comprend la reconnaissance des préjugés inconscients, la promotion de l'équité dans les pratiques de recrutement, et le soutien à un dialogue ouvert et continu. L'engagement des hautes directions à cet égard est crucial pour insuffler ces valeurs dans l'ensemble de la culture d'entreprise, assurant ainsi leur pérennité.

Selon McKinsey (2023), les entreprises avec une forte diversité de genre ont 25 % plus de chances d'être rentables, et celles avec une diversité ethnique et culturelle ont 36 % plus de chances de surpasser leurs concurrents. Pour la Harvard Business Review (2022), une équipe diversifiée génère 19 % plus d'innovation que les équipes homogènes.

En fin de compte, intégrer la diversité et l'inclusion dans le leadership n'est pas seulement bénéfique socialement; c'est une stratégie commerciale sensée qui positionne l'organisation pour réussir dans le monde globalisé et diversifié d'aujourd'hui.

Diversité et inclusion comme facteurs d'innovation

Dans le monde des affaires moderne, diversité et inclusion sont de puissants moteurs d'innovation et de différenciation. En intégrant un ensemble riche et varié de perspectives, d'expériences et de compétences, les entreprises peuvent non seulement innover plus efficacement, mais elles s'ouvrent également à de nouveaux marchés et découvrent des solutions innovantes aux défis existants. Cette approche se manifeste bien au-delà des aspects opérationnels ; elle infuse une culture d'entreprise dans laquelle l'innovation devient une seconde nature, incitant les employés à adopter une pensée créative et à chercher des pistes de réflexion audacieuses pour résoudre des problèmes.

L'investissement dans la diversité et l'inclusion n'apporte pas seulement une créativité inédite; il garantit également aux leaders plusieurs angles d'attaque pour aborder les situations complexes. La convergence de perspectives disparates permet de transformer des idées de départ en applications pratiques et fructueuses, renforçant ainsi la capacité de l'entreprise à faire face à l'incertitude. En embrassant de nombreuses formes de diversité culturelles, générationnelles, ou liées au genre, par exemple, une entreprise est mieux équipée pour naviguer dans un environnement mondialisé, où la flexibilité et la capacité à se connecter avec des audiences variées sont essentielles à la réussite commerciale.

Les organisations qui portent résolument un engagement envers la diversité et l'inclusion constatent une amélioration notable non seulement dans le développement de produits et services innovants, mais aussi dans la satisfaction et la rétention des employés. Lorsqu'elles sont senties profondément et vécues réellement, ces initiatives cimentent une culture inclusive qui attire et retient les meilleurs talents, tout en permettant une exploration continue des idées. Ainsi, en s'ouvrant aux différences et en les intégrant dans leur structure et leurs processus, les leaders ne soutiennent pas uniquement une philosophie de justice sociale; ils cultivent un milieu d'affaires fertile pour une innovation percutante qui s'adapte aux réalités changeantes de la société.

Google a créé le *"Diversity Annual Report"* pour suivre l'évolution de la diversité dans son effectif et mesurer l'impact des initiatives inclusives. Comme résultat, il y'a une augmentation de 27 % du recrutement de talents issus de groupes sous-représentés en 3 ans.

Mettre en oeuvre la diversité et l'inclusion

La mise en œuvre de pratiques de diversité et d'inclusion au sein d'une organisation demande une stratégie ambitieuse et méthodique. Cela commence par un engagement fort et visible de la part de la direction, indiquant clairement que ces principes seront intégrés à tous les niveaux de l'entreprise. Un tel engagement nécessite l'établissement d'objectifs mesurables et de critères de performance spécifiques relatifs à la diversité et à l'inclusion. Ce cadre permet de suivre les progrès, d'identifier les domaines nécessitant des améliorations et de maintenir l'élan vers un environnement de travail plus inclusif.

Un autre pilier clé est la formation continue de soi. Sensibiliser les employés aux biais inconscients et aux interactions inclusives permet d'ancrer ces valeurs dans la culture de l'entreprise. Ces programmes doivent être conçus pour équiper l'ensemble du personnel en compétences et en connaissances, favorisant ainsi un véritable changement de culture où chaque individu se sent respecté et valorisé pour ses contributions uniques. Des ateliers collaboratifs, des modules de formation en ligne, et des discussions ouvertes peuvent aider à ancrer ces valeurs dans le quotidien de l'entreprise.

Ensuite, une communication ouverte et continue joue un rôle fondamental. Pour encourager tous les employés à s'investir activement dans les initiatives de diversité et d'inclusion, il est crucial de réaffirmer ces valeurs à travers des canaux de communication multiples. Les forums de discussion, les bulletins d'information, et les réunions régulières sont des mécanismes efficaces pour maintenir la transparence et encourager les retours constructifs. Un dialogue constant garantit que les préoccupations sont entendues et abordées de manière appropriée, tandis que les succès sont célébrés et partagés pour inspirer d'autres efforts.

En conclusion, intégrer efficacement ces principes de diversité et d'inclusion nécessite un investissement stratégique à long terme dans les processus et les personnes. Cela pave la voie non seulement à un environnement de travail plus harmonieux mais aussi à un avantage concurrentiel accru, car une main-d'œuvre diversifiée stimule l'innovation et la créativité, deux éléments clés d'une croissance durable. C'est en faisant preuve de leadership visionnaire que les entreprises peuvent véritablement transformer ces valeurs en pilotes de succès organisationnel.

Le Leadership inclusif en pratique

Un exemple concret illustre l'impact du leadership inclusif : une multinationale qui a adopté des politiques de diversité à tous les niveaux. Cette stratégie a non seulement conduit à une amélioration significative de la satisfaction et de l'engagement des employés, mais elle a également permis à l'entreprise de développer des produits qui s'adressent à une clientèle plus large et diversifiée à l'échelle mondiale. Cet engagement envers la diversité s'illustre par la création d'équipes hétérogènes qui rassemblent des talents variés et tirent parti d'une série de perspectives, renforçant ainsi le processus d'innovation.

L'intégration systématique d'initiatives inclusives stimule la créativité, car elle encourage une abondance d'idées nouvelles issues de diverses cultures et formations. Cela se traduit par des innovations dans les services et produits offerts, qui résonnent avec un public mondial aux besoins variés. En diversifiant son offre et en s'alignant sur les attentes sociétales, l'entreprise renforce sa position compétitive tout en répondant de manière proactive aux attentes de responsabilité sociale.

Cette transformation démontre clairement comment intégrer la diversité et l'inclusion peut être un moteur de succès commercial, illustrant que ce ne sont pas seulement des valeurs éthiques mais aussi des impératifs économiques. En intégrant ces valeurs dans leur ADN organisationnel, les leaders construisent un cadre où l'inclusion devient un avantage stratégique majeur. Cela attire une clientèle plus large et installe une marque fondée sur la compréhension et la résonance culturelle. Les employés, se sentant valorisés et compris, sont également plus enclins à s'engager pleinement, réduisant ainsi le taux de rotation et améliorant la continuité dans les talents et les idées.

Le leadership inclusif constitue donc un pilier fondamental non seulement pour la croissance innovante, mais aussi pour la stabilité et la durabilité de l'entreprise dans le marché globalisé d'aujourd'hui, créant un écosystème où tout le monde, des employés aux dirigeants, est aligné dans la quête d'excellence et de pertinence.

Consolider le leadership inclusif

Dans le paysage compétitif actuel, les leaders qui intègrent efficacement les principes de diversité et d'inclusion bâtissent des organisations non seulement résilientes, mais aussi hautement créatives. Ces pratiques agissent comme un levier puissant pour alimenter une culture d'innovation ouverte et inclusive. Elles permettent non seulement de catalyser des idées originales, mais aussi d'assurer une dynamique collaborative au sein des équipes. En effet, en consolidant le leadership inclusif, les entreprises améliorent non seulement leur performance opérationnelle, mais elles se positionnent aussi comme des employeurs de choix pour les talents diversifiés cherchant des opportunités enrichissantes et équitables.

Adopter ces principes va au-delà de la simple implantation de politiques; c'est une transformation de la culture d'entreprise. Les structures doivent être reconfigurées pour promouvoir activement l'équité, où chaque membre d'équipe, quelle que soit sa provenance ou son niveau, se sent valorisé et motivé à contribuer de manière significative aux objectifs de l'organisation. Cela nécessite un engagement visible des dirigeants et la mise en œuvre de formations continues pour sensibiliser les employés aux biais inconscients et pour consolider des pratiques de travail inclusives.

Les avantages d'un leadership inclusif se manifestent également dans la capacité de l'entreprise à attirer et retenir les meilleurs talents. La diversité, lorsqu'elle est bien gérée, devient un atout stratégique, enrichissant les discussions et facilitant la prise de décision innovante. Cela favorise un environnement où l'innovation n'est pas seulement espérée, mais vécue comme une norme. La reconnaissance de ces bénéfices pousse de plus en plus d'entreprises à investir dans la diversité et l'inclusion comme piliers essentiels pour une croissance durable et une compétitivité renouvelée.

Consolider le leadership inclusif ne se limite pas à une question d'éthique, mais constitue un levier stratégique majeur. Dans un monde en constante mutation, les entreprises qui adoptent cette approche ne se contentent pas de survivre, elles prospèrent en innovant et en s'adaptant plus vite que leurs concurrents.

Dans une étude de Deloitte (2023), les entreprises qui investissent dans l'inclusion enregistrent un taux de fidélisation des employés 22 % plus élevé. Dans l'étude de Glassdoor (2022), 76 % des candidats déclarent qu'un environnement inclusif influence leur choix d'entreprise.

L'intégration de la diversité et de l'inclusion dans le leadership ne constitue pas simplement une obligation morale mais un impératif stratégique crucial. Ce chapitre a démontré que la diversité favorise l'innovation et améliore le climat de travail, conduisant à une meilleure performance organisationnelle.

Il est essentiel d'adopter des stratégies proactives pour intégrer la diversité et l'inclusion dans les pratiques de leadership. Cela implique l'engagement de tous les niveaux de l'organisation à respecter et valoriser les différences, transformant ainsi le milieu de travail en un espace d'innovation et d'ouverture. En favorisant une culture véritablement inclusive, chaque membre peut apporter une contribution unique, renforçant ainsi l'avantage concurrentiel et la cohésion de l'organisation au sens large.

Après avoir examiné l'importance et les moyens d'intégrer la diversité et l'inclusion, nous explorerons dans le prochain chapitre comment ces principes s'étendent pour influencer positivement l'ensemble de la culture organisationnelle, consolidant ainsi le progrès vers un avenir où chaque individu peut maximiser son potentiel.

Exercices pratiques : diversité et inclusion dans le Leadership

Exercice 1 : Audit de la diversité

- Objectif : Déterminer le niveau actuel de diversité et d'inclusion au sein de l'organisation.
- Instructions :
  - Évaluez la composition démographique de votre équipe (genre, âge, origine ethnique, etc.).
  - Identifiez les éléments manquants en matière de diversité.
  - Proposez des actions spécifiques pour améliorer la diversité au sein de votre équipe, telles que des initiatives de recrutement diversifiées.
  - Créez un plan pour suivre et mesurer les progrès en matière de diversité et d'inclusion.

Exercice 2 : Simulation d'Inclusion

- Objectif : Promouvoir une culture inclusive à travers des simulations et des jeux de rôle.
- Instructions :
  - Organisez un jeu de rôle où chaque participant doit prendre la place d'un collègue ayant un profil différent (par exemple, d'une autre culture ou tranche d'âge).
  - Discutez des défis et des enrichissements résultant de ces différences au sein de l'organisation.

- Identifiez les biais inconscients et trouvez des moyens de les surmonter pour promouvoir une inclusion effective.
- Déterminez une étape concrète à intégrer régulièrement dans vos pratiques managériales pour assurer une culture inclusive durable.

CHAPITRE 12
DÉVELOPPEMENT PERSONNEL POUR LES LEADERS

Introduction au développement personnel

Dans un monde en perpétuelle évolution, le développement personnel n'est plus une option, mais un levier essentiel pour un leadership efficace et durable. Face à un environnement en perpétuelle évolution économique, sociale et technologique, les leaders doivent répondre à des attentes de performance et d'adaptabilité sans précédent. En ce sens, le développement personnel apparaît comme une approche holistique de l'amélioration continue, qui englobe plus que l'acquisition de nouvelles compétences techniques.

Il s'agit d'une démarche d'enrichissement personnel, intégrant le développement de compétences émotionnelles, telles que la résilience, la gestion du stress et la communication empathique. Ces composantes sont essentielles pour naviguer les complexités inhérentes aux interactions humaines et aux dynamiques changeantes des organisations modernes. En cultivant ces qualités, les leaders sont mieux équipés pour inspirer et gérer efficacement leurs équipes, en instaurant des environnements de travail prospères et collaboratifs.

Ce développement dépasse largement la dimension individuelle. Il touche l'ensemble de l'organisation, puisque un leader personnellement évolué est plus apte à partager sa vision, à motiver et à impulser un changement positif. Ce rôle de modèle entraîne les équipes dans une quête collective d'excellence, favorisant un alignement autour de valeurs communes et d'objectifs partagés. De plus, il crée une dynamique où chaque membre est encouragé à se surpasser, amplifiant ainsi la capacité d'innovation et la compétitivité de l'organisation dans son ensemble.

En somme, investir dans le développement personnel est une stratégie payante qui répond aux exigences actuelles et prépare les leaders à l'inattendu. Un engagement continu dans cette voie permet non seulement d'adapter les compétences managériales à la réalité d'aujourd'hui, mais aussi de bâtir une fondation solide pour affronter les défis futurs avec assurance et perspicacité.

Importance du développement personnel dans le Leadership

Le développement personnel est un élément catalyseur incontournable pour les leaders modernes, agissant à la fois sur leur transformation personnelle et sur celle de l'organisation. Investir dans leur propre croissance permet aux leaders d'améliorer considérablement leur capacité à faire face aux défis croissants des environnements professionnels dynamiques. Le développement personnel ne se limite pas aux compétences techniques ; il englobe aussi la résilience, la gestion du stress et la communication empathique, essentielles au leadership. Ces compétences sont cruciales pour gérer des équipes diverses et répondre efficacement aux complexités du leadership contemporain.

En s'engageant personnellement dans leur développement, les leaders adoptent une perspective plus équilibrée et compréhensive, ce qui leur permet d'avoir un impact positif sur l'ensemble de l'organisation. Cette approche holistique encourage non seulement le développement individuel mais crée également un environnement où l'apprentissage et l'innovation sont continuellement nourris. En cultivant cet environnement, les leaders incitent les membres de leur équipe à emprunter le même chemin de croissance personnelle et professionnelle, développant ainsi une culture d'amélioration continue au sein de l'organisation.

De plus, un leader engagé dans son propre développement inspire ses équipes à viser une plus grande excellence et instille un sentiment partagé de mission et d'aspiration commune. Cela favorise une collaboration accrue, une innovation régulière et une résilience renforcée face aux perturbations du marché. En fin de compte, à travers le développement personnel, les leaders modernisent non seulement leurs propres capacités, mais propulsent aussi leur organisation vers des sommets inexplorés, tout en étant mieux équipés pour anticiper et maîtriser les défis futurs de manière stratégique et efficace.

L'Étude de Harvard Business Review (2023) montre que les leaders qui investissent dans leur développement personnel ont 22 % plus de chances d'améliorer la performance de leur organisation.

Pour un leadership authentique et inspirant, le développement personnel demeure donc une priorité indéniable, apportant des bénéfices qui s'étendent bien au-delà de l'individu au profit de l'ensemble de l'organisation.

Cet exemple montre comment l'engagement envers le développement personnel peut non seulement transformer la dynamique individuelle, mais également générer une atmosphère de croissance continue au sein de l'organisation. En investissant dans leurs propres compétences, ces leaders illustrent comment le développement personnel se traduit directement par une amélioration de l'environnement de travail global.

Stratégies et avantages du développement personnel

Un programme de développement personnel efficace repose sur une approche stratégique et bien définie. Une première étape cruciale consiste pour les leaders à établir des objectifs clairs et mesurables en matière de compétences professionnelles et personnelles. Ces objectifs doivent être alignés sur les besoins organisationnels tout en tenant compte des aspirations personnelles des leaders. Cela crée une feuille de route précise qui guide leur parcours de développement et permet d'évaluer régulièrement les progrès effectués.

Les formations continues font partie des outils fondamentaux pour renforcer ce développement. En s'inscrivant régulièrement à des cours et en participant à des séminaires, les leaders peuvent élargir leur champ de compétences et se tenir à jour face aux nouvelles tendances et technologies qui évoluent constamment dans leur secteur. Parallèlement, s'entourer de mentors expérimentés peut offrir des perspectives précieuses et des conseils pratiques pour naviguer dans des situations complexes ou développer de nouvelles compétences.

En outre, pratiquer des activités comme la méditation, la lecture et l'auto-réflexion constitue un pilier essentiel pour maintenir un équilibre mental et émotionnel stable. Ces pratiques aident à développer la résilience, à améliorer la gestion du stress et à favoriser une perspective positive, essentielles pour résoudre des problèmes de manière créative et prendre des décisions judicieuses. Cet équilibre interne se traduit par une capacité accrue à faire face aux incertitudes et aux pressions exercées par les environnements de travail modernes.

L'intégration de ces étapes dans le cadre d'un développement personnel cohérent ne renforce pas seulement les compétences des leaders, mais également leur capacité globale à inspirer et diriger leurs équipes de manière authentique. Un leader engagé dans un tel processus éduque par l'exemple, incitant ses collaborateurs à poursuivre leurs propres parcours de développement personnel et ainsi générer une culture d'amélioration continue au sein de l'organisation. Cette forme de croissance collective conduit à une meilleure performance organisationnelle et à une plus grande adaptabilité aux changements, essentiels pour réussir dans un monde professionnel en constante évolution.

Propositions concrètes pour les leaders :
Boîte à Outils pour un Leadership Évolutif

Le Pouvoir du journal de développement personnel

Chaque matin, commencez votre journée en notant un objectif spécifique.

En fin de journée, prenez 5 minutes pour réfléchir : Quels ont été vos succès ? Qu'avez-vous appris ? Quels ajustements feront la différence demain ?

Date	Objectif du jour, hebdomadaire, ou mensuel	Actions réalisées	Défis rencontrés	Leçon apprise	Prochain pas
XX/XX/XX	Améliorer la gestion des réunions	Encourager la participation active de l'équipe	Temps de parole inégalement réparti	Besoin de poser plus de questions ouvertes	Pratiquer lors de la prochaine réunion

Définir des objectifs clairs *(quotidiens, hebdomadaires, mensuels).*

Suivre ses progrès *en notant ses réussites et ses défis.*

Analyser ses expériences *pour identifier des schémas de pensée et d'amélioration.*

Pratiquer la gratitude et la motivation *pour maintenir un état d'esprit positif.*

Le Feedback 360° : Un Miroir pour progresser

Un leader efficace ne se repose pas uniquement sur son propre jugement. Tous les trimestres, il demande du feedback à son équipe avec des questions clés :

- Quelles sont mes forces en tant que leader ?
- Quels domaines puis-je améliorer ?

- Comment puis-je mieux soutenir l'équipe ?

Cette démarche favorise un climat de confiance et de croissance collective.

Exemple de modèle de questionnaire de feedback 360° : sur une échelle de 1 à 5, évaluez votre leader sur les points suivants :

- [x] Clarté de la communication
- [x] Capacité à écouter activement
- [x] Encouragement à la collaboration
- [x] Gestion des conflits
- [x] Adaptabilité face aux défis

Il est fondamental d'avoir une vision externe sur ses forces et axes d'amélioration. Prévoir de toujours organiser un processus de feedback régulier avec ses collègues, supérieurs et subordonnés. L'attitude à adopter face aux critiques est l'écoute active, l'acceptation et la mise en action.

Méditation et pleine conscience : Un atout du Leader équilibré

Avant une réunion importante, prenez 2 minutes pour respirer profondément. Inspirez lentement par le nez en comptant jusqu'à 4, retenez votre souffle pendant 4 secondes, puis expirez par la bouche en comptant jusqu'à 4. Répétez 3 fois. Cette pratique réduit le stress et améliore la concentration pour un leadership plus efficace.

Suggestion supplémentaire. Ajoutez une routine rapide de pleine conscience pour les leaders pressés (routine de 3 minutes avant une réunion) :

- [x] Asseyez-vous confortablement, fermez les yeux.
- [x] Prenez 3 respirations profondes en relâchant toute tension.
- [x] Concentrez-vous sur l'instant présent, laissez passer les pensées parasites.
- [x] Fixez une intention pour la réunion : Être à l'écoute, encourager la participation, prendre des décisions claires.

Les bienfaits de la méditation pour le leadership sont la clarté mentale, la prise de décision, et la résilience. Cette pratique vous permettra d'intégrer 5 à 10 minutes de pleine conscience dans une journée chargée. Les techniques sont simples : respiration profonde, scan corporel, méditation guidée.

Un Leader en apprentissage continu

Chaque début d'année, planifiez un 'Plan de formation annuel'. Inscrivez-vous à un webinaire, une conférence et un cours en ligne sur un sujet clé de votre domaine. Bloquez ces dates à l'avance dans votre agenda et engagez-vous à les suivre. Cette habitude garantit que votre leadership reste pertinent et en constante évolution.

Suggestion supplémentaire : tableau de suivi des formations

Mois	Formation / Séminaire	Thème	Objectif d'apprentissage	Action après formation
Fév	Masterclass en gestion d'équipe	Leadership collaboratif	Améliorer la dynamique d'équipe	Appliquer une nouvelle méthode de coaching
Juin	Conférence sur l'innovation	Transformation digitale	Comprendre les nouvelles tendances	Mettre en place un plan d'innovation interne

Mois	Formation / Séminaire	Thème	Objectif d'apprentissage	Action après formation
Oct	Cours en ligne	Prise de décision stratégique	Mieux analyser les risques	Élaborer une nouvelle stratégie pour un projet

Le leader doit mettre à jour ses connaissances face aux évolutions technologiques et managériales. Il est conseillé de suivre au moins 2 à 3 formations par an sur des compétences stratégiques. Les séminaires et les conférences offrent un intérêt stratégique également pour élargir son réseau et découvrir de nouvelles perspectives.

Conclusion : Une Boîte à Outils pour un Leadership Évolutif

Le développement personnel n'est pas une destination, mais un processus continu qui façonne les leaders et les organisations. Pour être un leader efficace, il ne suffit pas d'accumuler des compétences techniques ; il est tout aussi crucial de cultiver une réflexion introspective, une gestion émotionnelle équilibrée et un apprentissage constant.

Les outils présentés dans ce chapitre offrent des méthodes concrètes et actionnables pour accompagner les leaders dans cette démarche :

- ✓ Le journal de développement personnel permet de structurer sa réflexion, fixer des objectifs clairs et suivre ses progrès.
- ✓ Le feedback 360° apporte un regard extérieur essentiel pour ajuster ses comportements et renforcer son leadership.

- ✓ La méditation et la pleine conscience aident à améliorer la gestion du stress, la concentration et la clarté dans la prise de décision.
- ✓ Le plan de formation annuel assure une mise à jour continue des compétences, favorisant un leadership agile et visionnaire.

En intégrant ces pratiques dans leur quotidien, les leaders développent une approche plus authentique, résiliente et inspirante, bénéfique à la fois pour eux-mêmes et pour leurs équipes. Ce sont ces petites habitudes, ancrées dans un engagement durable, qui font la différence entre un leadership figé et un leadership en constante évolution.

Un dernier conseil : passez à l'action dès aujourd'hui ! Sélectionnez un outil, appliquez-le pendant une semaine et notez son impact sur votre leadership. Le développement personnel est une démarche cumulative ; chaque petit pas que vous faites renforce votre capacité à inspirer, motiver et innover.

Dans le chapitre suivant, nous explorerons comment ces habitudes individuelles de développement personnel peuvent être étendues à l'échelle de l'organisation, créant ainsi une culture du leadership durable et évolutif.

L'Histoire d'un Leader évoquant le changement

Considérons l'exemple d'un directeur exécutif d'une grande entreprise internationale, confronté à une crise majeure qu'il a su transformer en opportunité, grâce à un engagement profond envers son développement personnel. Plutôt que de céder à la pression et à la panique communes dans de telles situations, il a choisi de se concentrer sur l'amélioration de ses compétences en leadership par le biais de formations spécialisées et de sessions régulières de *mindfulness* (pratique de pleine conscience).

Ces investissements personnels ont non seulement renforcé sa capacité à naviguer efficacement à travers la crise mais ont également inspiré ses employés à adopter une mentalité similaire de croissance continue. En se concentrant sur des techniques de mindfulness, il a pu gérer le stress avec calme et clarté, traits qui se sont avérés essentiels pour prendre des décisions rationnelles et influencer positivement l'environnement de travail. Ses actions ont montré à son équipe qu'il valorise le développement personnel et collectif, ce qui a considérablement renforcé leur engagement.

Grâce à ces efforts, l'entreprise a non seulement surmonté la crise mais s'est aussi transformée en un bastion de croissance et d'innovation. Le directeur a pu créer un climat organisationnel où l'initiative personnelle et la collaboration entre les départements étaient encouragées, conduisant à une augmentation notable de l'innovation. Cette histoire témoigne de la puissance du développement personnel comme levier de transformation pour les dirigeants modernes, prouvant que l'engagement envers l'apprentissage et le développement constant peut non seulement surmonter les obstacles, mais aussi les transformer en tremplins vers un succès durable et renouvelé.

En fin de compte, le parcours de ce leader démontre que la concentration sur le développement personnel peut transformer radicalement non seulement un individu mais aussi renforcer la résilience et l'innovation à l'échelle organisationnelle. Il nous rappelle qu'en temps de crise, la croissance personnelle peut être le catalyseur de solutions innovantes et de transformations profondes, bénéfiques à la fois pour le leader et l'organisation dans son ensemble..

Développement continu comme catalyseur du succès

Pour les leaders modernes, le développement personnel va au-delà d'une simple voie vers le succès; il établit la fondation d'un leadership résilient, inspirant, et fondamental pour une organisation florissante. Engagés dans leur propre croissance, ces leaders ne se contentent pas d'améliorer leur propre performance mais servent aussi de modèles inspirants pour leurs équipes, augmentant ainsi l'efficacité organisationnelle dans son ensemble.

En cultivant continuellement leurs compétences et en cherchant à mieux se comprendre, les leaders peuvent adapter leurs styles de management pour répondre aux besoins spécifiques de leurs équipes et à l'évolution rapide du marché. Cette évolution personnelle crée un milieu propice où les équipes se sentent habilitées à innover, éliminer la stagnation mentale et offrir des perspectives nouvelles sur la résolution de problèmes complexes. Un leader qui se consacre au développement personnel transmet naturellement cette volonté d'apprentissage continu à ses équipes, créant ainsi un environnement de travail dynamique et éducatif.

Les avantages du développement personnel se manifestent par une adaptabilité continue à un monde en constante évolution, en outillant les leaders pour anticiper et répondre aux défis imprévus avec agilité. Les leaders axés sur le développement personnel disposent des outils nécessaires pour encourager l'engagement, la motivation, et la satisfaction au travail parmi leurs équipes, favorisant ainsi une culture de croissance collective où chaque membre est incité à donner le meilleur d'eux-mêmes.

En fin de compte, l'engagement envers le développement personnel est un catalyseur qui élargit non seulement les capacités individuelles mais propulse l'organisation vers de nouveaux sommets. Les leaders qui priorisent cette continuité de croissance contribuent à un leadership authentique et perspicace, prêt à affronter les défis futurs tout en transformant les aspirations en réalités tangibles.

Le développement personnel constitue le fondement d'un leadership efficace et épanouissant. Ce chapitre souligne l'importance de l'auto-réflexion et du perfectionnement continu pour accroître à la fois l'impact professionnel et la satisfaction personnelle.

Il est essentiel d'investir de manière proactive dans le développement personnel comme levier de transformation durable. En cultivant une attitude d'apprentissage continu et en améliorant vos compétences émotionnelles, vous préparez votre chemin vers un leadership authentique et inspirant. Adopter cette démarche garantit non seulement une croissance individuelle, mais contribue également à l'évolution positive de l'organisation dans son ensemble.

Dans le prochain chapitre, nous explorerons comment cette approche impacte positivement l'organisation en tant que tout, consolidant une dynamique de croissance partagée et d'innovation collective.

Exercices pratiques : Développement personnel pour les Leaders

Exercice 1 : Journal de réflexion personnelle

- Objectif : Encourager l'introspection pour identifier les domaines de développement personnel.
- Instructions :
  - Chaque jour, prenez 15 minutes pour écrire sur une compétence ou un aspect de votre vie que vous aimeriez améliorer.
  - Notez vos progrès, vos défis et les émotions ressenties face à ces changements.
  - Finissez chaque semaine en écrivant une réflexion sur ce que vous avez appris et comment vous pourriez appliquer ces leçons dans votre vie professionnelle.

Exercice 2 : Évaluation des compétences émotionnelles

- Objectif : Évaluer et améliorer vos compétences en intelligence émotionnelle.
- Instructions :
  - Téléchargez ou accédez à un test d'évaluation de l'intelligence émotionnelle en ligne.
  - Après le test, identifiez trois compétences émotionnelles que vous aimeriez développer davantage.
  - Créez un plan avec des actions concrètes pour améliorer ces compétences, comme suivre un cours ou pratiquer la méditation.

CHAPITRE 13
ÉQUILIBRE TRAVAIL-VIE PERSONNELLE

Introduction à l'équilibre travail-vie personnelle

Dans le monde professionnel actuel, un équilibre sain entre travail et vie personnelle est devenu un impératif, tant pour le bien-être individuel que pour un leadership durable et efficace. À mesure que le rythme effréné des affaires augmente et que les attentes de productivité se multiplient, la capacité des leaders à maintenir une vie équilibrée est souvent mise à rude épreuve. Cependant, cet équilibre est crucial pour assurer à la fois la santé mentale et la performance optimale des individus et des organisations qu'ils dirigent. Cela nécessite une réévaluation continue de la manière dont les priorités sont gérées et une négociation délicate entre les exigences professionnelles et la qualité de vie personnelle.

L'équilibre travail-vie personnelle ne se limite pas à séparer clairement le travail des loisirs; il réclame une intégration harmonieuse des deux aspects pour éviter le conflit et encourager un engagement authentique dans chaque sphère de la vie. Cela implique de promouvoir des pratiques durables qui permettent aux leaders de rester réactifs et flexibles face aux exigences changeantes, tout en respectant des temps de repos et de déconnexion nécessaires. Cette approche préventive du stress et de l'épuisement se traduit par une plus grande clarté mentale et émotionnelle, essentielle pour prendre des décisions éclairées et encourager des relations professionnelles saines.

Les entreprises qui reconnaissent l'importance de cet équilibre créent une culture de soutien, où les procédures sont établies pour protéger les temps personnels et encourager des pratiques de travail plus humaines. Par conséquent, les leaders qui s'engagent à atteindre cet équilibre sont mieux placés pour inspirer leurs équipes, favorisant un environnement de travail où le bien-être et la productivité coexistent en harmonie. En cultivant cet équilibre, ils assurent non seulement leur propre épanouissement personnel mais posent également les fondations d'une organisation résiliente, capable de prospérer dans un monde en constante évolution.

Selon l'Organisation mondiale de la santé (OMS), le stress lié au travail est l'une des principales causes de l'augmentation des troubles anxieux et dépressifs, affectant plus de 15% des travailleurs dans le monde. Une étude de Gallup (2023) montre que 44% des employés à l'échelle mondiale déclarent ressentir du stress quotidiennement, impactant directement leur efficacité et leur engagement.

Importance de l'équilibre travail-vie personnelle

L'équilibre entre le travail et la vie personnelle est fondamental pour assurer le succès et le bien-être des leaders modernes. Dans un contexte où la pression professionnelle est incessante, cet équilibre sert de garde-fou contre l'épuisement professionnel, permettant aux dirigeants de maintenir des niveaux élevés de productivité sans sacrifier leur santé physique et mentale. En effet, lorsque les leaders parviennent à cet équilibre, ils abordent les défis avec une clarté d'esprit et une énergie renouvelée, ce qui stimule leur créativité ainsi que leur capacité à prendre des décisions éclairées.

Cela a également un impact positif sur la culture d'entreprise. En incarnant cet équilibre, les leaders inspirent leurs équipes, créant un environnement où les employés se sentent soutenus et valorisés. Une telle atmosphère favorise l'engagement des employés, ce qui se traduit par une augmentation de leur satisfaction et de leur productivité. Les organisations qui encouragent cet équilibre voient souvent une diminution des taux de turnover, conduisant à une meilleure fidélité des employés et à une cohésion d'équipe renforcée.

Cet équilibre n'est pas seulement une priorité personnelle mais devient une stratégie clé pour toute entreprise soucieuse de durabilité et de croissance à long terme. En se concentrant sur un équilibre sain, les leaders construisent les fondations d'une organisation résiliente, capable de s'adapter aisément aux évolutions du marché sans compromettre le bien-être de ses employés. Ainsi, en priorisant l'équilibre travail-vie personnelle, les leaders modernes cultivent un terrain propice à une innovation constante et à une réussite partagée.

Une enquête de McKinsey (2023) révèle que 63% des employés considèrent un bon équilibre travail-vie personnelle comme un facteur déterminant dans leur choix de rester au sein d'une entreprise. Par ailleurs, une étude de Deloitte (2023) souligne que les entreprises qui favorisent cet équilibre enregistrent une productivité accrue de 21% et une réduction du turnover de 25%.

Stratégies pour maintenir l'équilibre

Pour de nombreux leaders, concilier travail et vie personnelle est un défi, mais aussi une nécessité pour préserver leur bien-être et leur performance sur le long terme. L'une des premières stratégies à adopter est de définir des frontières claires entre heures de travail et moments personnels. Cela implique non seulement de respecter un horaire de travail défini mais également d'instaurer des rituels de fin de journée, tels que des activités relaxantes qui signalent la transition vers la vie personnelle. Ces rituels aident à créer une séparation mentale et physique, indispensable pour se détacher du stress quotidien.

Il est également crucial pour les leaders de cultiver des habitudes de vie saines. L'exercice physique régulier et la pratique de la méditation sont deux éléments essentiels qui contribuent à renforcer la résilience contre le stress. Ils permettent non seulement de préserver la santé mentale mais améliorent aussi l'efficacité cognitive, facteur clé dans la prise de décisions éclairées. En intégrant ces pratiques, les dirigeants peuvent maintenir un état d'esprit positif, essentiel pour naviguer les défis professionnels avec succès.

Par ailleurs, l'exploitation des technologies modernes peut grandement faciliter la gestion du temps. Des outils de planification et de communication, comme les applications de gestion de tâches ou les solutions collaboratives à distance, offrent aux leaders la flexibilité nécessaire pour travailler efficacement tout en préservant leur temps personnel. Ces technologies permettent non seulement d'assurer une connectivité continue, mais aussi de maximiser la productivité sans que cela n'empiète sur les moments de repos essentiels au renouvellement de l'énergie.

En somme, en mettant en place ces stratégies, les leaders peuvent instaurer un cadre qui favorise non seulement leur bien-être personnel mais également celui de leurs équipes, assurant ainsi une synergie propice à la croissance et à l'innovation au sein de l'organisation.

Une étude menée par Harvard Business Review (2023) a révélé que 78% des employés ayant accès au travail hybride déclarent une meilleure satisfaction professionnelle et une amélioration de leur bien-être mental. De plus, les entreprises offrant des horaires flexibles enregistrent une hausse de 32% de la motivation des employés et une réduction de 35% du risque de burnout.

L'Histoire d'un Leader favorisant l'équilibre

Illustrons ce principe avec un PDG d'une entreprise technologique qui, face aux défis du monde moderne, a opté pour une politique de télétravail flexible. Conscient des pressions pesant sur ses employés, il a compris que favoriser l'équilibre travail-vie personnelle était essentiel pour garantir un environnement sain et innovant.

En introduisant la flexibilité du travail à distance, il a permis à ses employés de mieux gérer leurs responsabilités personnelles, évitant ainsi l'épuisement professionnel et améliorant leur satisfaction globale. Cette décision courageuse n'a pas seulement suscité une hausse du moral parmi les troupes, mais a également renforcé la rétention des talents au sein de l'entreprise. Les employés, se sentant soutenus et valorisés, ont pu exprimer tout leur potentiel créatif, ce qui a entraîné une amélioration notable de la productivité et de l'innovation.

Par ailleurs, le respect des heures de repos et la promotion d'une culture d'entreprise empreinte d'empathie ont créé un climat de confiance et de collaboration. En conséquence, l'entreprise a réussi à attirer et retenir des talents de qualité, se positionnant ainsi comme un modèle de gestion d'entreprise humaniste et performante. Cette vision humaine et bienveillante du leadership a prouvé qu'une approche équilibrée entre travail et vie personnelle est non seulement bénéfique pour les employés, mais aussi essentielle pour garantir une croissance organisationnelle durable et prospère. Les résultats obtenus illustrent parfaitement comment l'équilibre travail-vie peut être un levier puissant de transformation et de succès pérenne dans le milieu des affaires.

Une analyse de Microsoft (2023) sur le travail hybride a révélé que les employés qui pratiquent le télétravail 2 à 3 jours par semaine rapportent une augmentation de 17% de leur efficacité et une meilleure gestion du stress. Les entreprises qui ont adopté un modèle de flexibilité enregistrent une augmentation de 15% de leur innovation et une meilleure collaboration d'équipe.

Équilibre continu

Pour les leaders modernes, maintenir un équilibre travail-vie demande une attention constante et une capacité d'adaptation. Dans un monde où les exigences professionnelles sont élevées, réussir à équilibrer ces deux sphères procure non seulement des bénéfices personnels significatifs, mais pose également les bases pour une prospérité organisationnelle durable. Cela passe d'abord par une évaluation régulière des priorités, permettant aux leaders d'adapter leurs stratégies en fonction des besoins évolutifs des membres de leur équipe et de leur propre équilibre personnel.

L'art de maintenir cet équilibre repose sur la capacité des leaders à comprendre et à gérer les interactions entre le travail et la vie personnelle, en mettant en place des pratiques qui valorisent une santé mentale et physique optimales. Par exemple, inclure des périodes de déconnexion planifiées et respecter les temps de repos nécessaires, renforcent la résistance au stress et évitent l'épuisement professionnel. En cultivant cette conscience continue, les leaders non seulement assurent leur propre épanouissement mais aussi inspirent leurs équipes à adopter une approche similaire.

En outre, cet équilibre continu encourage une culture d'engagement et de satisfaction accrue parmi les employés. Lorsque les leaders modèlent des comportements équilibrés, ils incitent leurs équipes à suivre cet exemple, ce qui contribue à réduire le turnover et à renforcer le moral général. Cela aide à construire des relations professionnelles plus résilientes et durables, tout en favorisant un environnement de travail coopératif où la productivité et le bien-être se renforcent mutuellement. Une organisation qui valorise cet équilibre est mieux préparée à affronter les perturbations du marché et à croître de manière continue et durable.

Un rapport de l'Institut Gallup (2023) révèle que les employés qui perçoivent leur équilibre travail-vie personnelle comme bon sont 3 fois plus engagés dans leur travail et affichent une réduction de 41% du stress lié au travail. Les entreprises qui promeuvent activement cet équilibre bénéficient d'une hausse de 25% de la satisfaction globale des employés et d'une baisse de 30% de l'absentéisme.

Ce chapitre démontre que l'équilibre entre la vie professionnelle et personnelle est indispensable pour un leadership efficace et une performance organisationnelle optimisée. En poursuivant sur cette voie, le chapitre suivant explorera les tendances émergentes influençant l'avenir du leadership, offrant des perspectives précieuses sur la manière dont l'équilibre travail-vie personnelle peut devenir un levier stratégique dans un monde de plus en plus complexe et interconnecté. Un rapport de l'OCDE (2023) indique que les entreprises qui mettent en place des stratégies de bien-être voient leur croissance annuelle augmenter de 12% en moyenne et observent une réduction de 40% du taux de burnout parmi leurs cadres dirigeants.

Il est essentiel de prendre des mesures proactives pour évaluer et ajuster constamment cet équilibre, afin de garantir la satisfaction personnelle et l'efficacité professionnelle. En adoptant des pratiques qui valorisent le bien-être global et qui favorisent un environnement de travail respectueux des besoins personnels, on peut renforcer la motivation et la résilience, tant sur le plan individuel que collectif.

Exercices pratiques : Équilibre Travail-Vie Personnelle

Exercice 1 : Évaluation de l'équilibre personnel

- Objectif : Analyser l'équilibre actuel entre vos engagements professionnels et personnels.
- Instructions :

- Énumérez toutes les activités professionnelles et personnelles de votre semaine typique.
- Évaluez le temps passé sur chaque activité et classez-les par ordre de priorité.
- Identifiez les domaines où l'équilibre peut être amélioré (par exemple, plus de temps pour les loisirs, meilleure gestion du temps au travail).
- Ébauchez un plan pour réaménager votre emploi du temps afin de prioriser les activités qui favorisent votre bien-être.

Exercice 2 : Journal de l'équilibre

- Objectif : Encourager une réflexion continue sur votre équilibre travail-vie personnelle.
- Instructions :
  - Chaque soir, notez les activités que vous avez réalisées dans la journée et comment elles ont affecté votre bien-être.
  - Identifiez les moments qui ont causé le plus de stress ou de satisfaction.
  - Après une semaine, évaluez les tendances : y a-t-il des ajustements à faire pour améliorer votre équilibre ?
  - Définissez trois actions concrètes pour la semaine suivante pour mieux équilibrer vos priorités personnelles et professionnelles.

CHAPITRE 14
TENDANCES ÉMERGENTES EN LEADERSHIP

Une vision futuriste

Dans un monde professionnel en perpétuelle évolution, les leaders doivent sans cesse anticiper l'avenir. Imaginez un paysage où les entreprises collaborent sans faille avec des notions avancées d'intelligences artificielles, non seulement pour concevoir de nouveaux produits mais aussi pour développer des stratégies d'entreprise intégrales. Aujourd'hui, cette vision n'est plus une spéculation. Elle façonne déjà le leadership moderne et redéfinit les stratégies économiques.

Cette transformation soudaine vers des collaborations homme-machine nécessite que les leaders se concentrent davantage sur l'innovation et l'adaptabilité. La maîtrise de ces nouvelles technologies permet de transformer en profondeur les processus existants, introduisant ainsi des méthodes disruptives qui encouragent la créativité et la flexibilité. En anticipant l'intégration de ces technologies, les leaders peuvent mieux naviguer dans les eaux turbulentes des changements économiques et sociaux, assurant la pérennité de leurs organisations dans un marché en constante évolution.

Selon le World Economic Forum (2023), 85% des dirigeants estiment que l'IA et l'automatisation auront un impact significatif sur leurs industries, nécessitant des compétences accrues en gestion de l'innovation et en prise de décision stratégique.

McKinsey (2023) révèle que les entreprises qui adoptent les nouvelles technologies sont 33% plus susceptibles d'améliorer leur performance et 25% plus rapides dans la prise de décision grâce à l'analyse avancée des données.

Pour rester compétitifs et pertinents, les décideurs doivent évaluer continuellement les tendances technologiques émergentes et s'y adapter avec dynamisme. Cela implique une volonté d'apprentissage continu, d'ouverture d'esprit et une capacité à embrasser la transformation digitale complète. Si ces évolutions sont bien comprises et intégrées dans la stratégie organisationnelle, elles deviennent alors un levier puissant pour conduire le changement et garantir un avantage concurrentiel durable .

Ce n'est qu'en acceptant ces innovations de manière proactive que les leaders peuvent structurer un avenir où technologie et humanité coexistent harmonieusement, optimisant ainsi le potentiel collectif de leurs équipes pour un succès soutenu dans des environnements de marché de plus en plus complexes et interconnectés.

Anticiper et s'adapter aux tendances émergentes

Dans un contexte de mutation rapide, anticiper les tendances n'est plus simplement avantageux; c'est une nécessité stratégique. Les leaders de demain se démarqueront par leur capacité à intégrer l'innovation, s'adapter aux évolutions sociales et répondre aux enjeux du développement durable et de l'inclusion. Ces dirigeants innovateurs ne resteront pas passifs mais chercheront activement à transformer chaque défi en une opportunité de croissance organisationnelle.

Une étude de Gartner (2023) montre que 74% des entreprises adopteront une approche hybride d'ici 2026, ce qui exige des compétences en leadership digital et distant.

Accenture (2023) rapporte que les dirigeants qui intègrent l'IA dans leur stratégie obtiennent un retour sur investissement 2,5 fois plus élevé que ceux qui tardent à adopter ces technologies.

Identification des tendances actuelles dans le leadership global

Leadership digital et distant : L'expansion du télétravail a pris de l'ampleur, poussée par des circonstances globales et des innovations technologiques. Les leaders modernes doivent adapter leur style de gestion pour maintenir l'efficacité et l'engagement des équipes souvent dispersées géographiquement. Cela implique d'adopter des outils numériques avancés pour une communication fluide et de développer des compétences en gestion à distance. Les leaders doivent apprendre à évaluer la productivité à travers des indicateurs de performance, plutôt que par la présence physique, tout en renforçant le moral et le sentiment d'appartenance des employés. Les réunions virtuelles, la collaboration asynchrone et l'accès flexible aux ressources sont devenus cruciaux pour réussir dans cet environnement numérique.

Intégration de l'Intelligence Artificielle : L'Intelligence Artificielle (IA) révolutionne le paysage décisionnel au sein des entreprises. En tant que partenaire stratégique, l'IA offre des analyses précises qui permettent de prendre des décisions éclairées. Les leaders qui utilisent l'IA pour l'analyse prédictive, l'automatisation et la gestion des données optimisent leurs opérations et leurs performances. Cependant, cela requiert une compréhension fine des capacités et limites de l'IA, ainsi que l'intégration dans la culture organisationnelle pour maximiser son potentiel sans générer de résistance au changement.

Focus sur la diversité et l'éthique : Aujourd'hui, les organisations reconnaissent que la diversité et l'éthique sont des éléments cruciaux non seulement pour répondre aux impératifs moraux, mais aussi pour stimuler l'innovation. Un environnement de travail diversifié et inclusif favorise le croisement d'idées variées, permettant des solutions créatives à des problèmes complexes. Les leaders doivent promouvoir des politiques inclusives qui reconnaissent et valorisent les différences culturelles, les antécédents et les compétences de chaque individu. Mettre en œuvre ces initiatives avec éthique et en accord avec la responsabilité sociale renforce la réputation de l'entreprise et attire les meilleurs talents. Deloitte (2023) indique que 78% des employés préfèrent travailler pour des entreprises qui promeuvent activement la diversité et l'inclusion, et que ces organisations sont 35% plus performantes financièrement. Harvard Business Review (2023) signale que les entreprises qui intègrent des valeurs éthiques fortes dans leur gouvernance réduisent leur risque de scandales internes de 47%.

Ce focus sur le leadership digital, l'intégration de l'IA et la diversité éthique positionne les organisations pour être plus compétitives, résilientes et prêtes à capter les opportunités offertes par un monde en évolution constante.

Valeur des tendances pour préparer les Leaders aux évolutions futures

Agilité stratégique : La capacité d'une organisation à s'ajuster rapidement aux exigences changeantes du marché est cruciale pour sa survie et son succès à long terme. L'agilité stratégique ne se résume pas à la réactivité. Elle exige une structure flexible et des décisions rapides. Les leaders doivent se doter d'une vision claire tout en restant ouverts aux ajustements en fonction des données et des tendances émergentes. Cette approche garantit que l'organisation peut non seulement répondre rapidement aux évolutions du marché mais aussi saisir les opportunités avant ses concurrents. En intégrant des systèmes adaptatifs, les entreprises peuvent rediriger leurs ressources de manière efficace pour maximiser l'impact et l'efficacité.

Culture de l'apprentissage : Créer un environnement où l'apprentissage continu est non seulement encouragé mais intégré dans la culture organisationnelle est essentiel. Selon LinkedIn Learning (2023), 94% des employés déclarent qu'ils resteraient plus longtemps dans une entreprise qui investit dans leur développement. McKinsey (2023) révèle que les entreprises ayant mis en place une culture d'apprentissage continu voient leur taux d'innovation augmenter de 29% et leur rentabilité croître de 24%.

Les leaders doivent promouvoir des formations régulières et encourager l'acquisition de nouvelles compétences pour préparer leur équipe aux innovations technologiques futures. Cette culture favorise non seulement la croissance personnelle des employés mais contribue également à l'innovation collective. Les entreprises qui investissent dans la formation continue de leurs employés se dotent d'une équipe plus compétente, résiliente et prête à affronter les défis de demain. En développant un cadre d'apprentissage proactif, les leaders s'assurent que leur organisation reste à l'avant-garde des avancées technologiques et des pratiques les plus récentes.

Engagement avec les parties prenantes : Assurer que toutes les parties prenantes, qu'elles soient internes ou externes, ont une voix dans le processus décisionnel consolide la résilience et la cohésion organisationnelle. Aujourd'hui, les entreprises prospères sont celles qui reconnaissent l'importance des contributions diverses et les intègrent dans leur stratégie globale. Les leaders doivent adopter une approche inclusive en s'assurant que tous les points de vue sont pris en compte, ce qui aide à bâtir une organisation plus robuste et connectée. Cet engagement proactif garantit que les décisions prises sont bien informées et bénéfiques pour tous les acteurs concernés, renforçant ainsi la confiance et le soutien parmi les employés, clients et partenaires. En intégrant pleinement les parties prenantes dans le processus décisionnel, les leaders peuvent naviguer efficacement à travers les périodes d'incertitude et de changement .

Une entreprise pionnière adoptant une tendance émergente.

Prenons l'exemple d'une multinationale du secteur alimentaire qui a su habilement exploiter les tendances émergentes pour non seulement s'aligner sur les exigences modernes de durabilité, mais aussi pour optimiser ses opérations. En réponse à une pression croissante pour améliorer son empreinte écologique, l'entreprise a décidé d'intégrer l'intelligence artificielle (IA) dans ses processus de production. L'objectif était clair : utiliser des technologies avancées pour réduire drastiquement son empreinte carbone tout en améliorant son efficacité opérationnelle.

Grâce à l'IA, l'entreprise analyse en temps réel sa consommation d'énergie et ses déchets, optimisant ainsi son impact environnemental. Ces analyses ont permis d'identifier des inefficacités auparavant invisibles dans les chaînes de production, et ont conduit à la mise en œuvre de nouvelles méthodes de gestion de la production qui optimisent le cycle de vie des produits et réduisent considérablement le gaspillage. Par exemple, l'IA a aidé à prévoir précisément les besoins en ressources, ce qui a réduit les excès de dépenses sur l'énergie et les matériaux.

L'impact de ces innovations a été palpable sur de nombreux fronts. En augmentant leur efficacité opérationnelle, l'entreprise a non seulement réussi à baisser ses coûts de fonctionnement, mais a également renforcé sa position concurrentielle sur le marché mondial. De plus, en prenant des mesures proactives pour devenir plus durable, elle a pu attirer une nouvelle clientèle soucieuse de l'environnement, tout en répondant aux attentes croissantes de transparence écologique de la part du public et des investisseurs. Cette stratégie intelligente montre comment le mariage entre technologie et responsabilité environnementale peut être un levier puissant pour l'innovation et la pérennité financière dans l'industrie alimentaire, servant d'exemple pertinent de l'intersection entre durabilité et efficacité opérationnelle.

Unilever a intégré l'IA dans sa chaîne d'approvisionnement, réduisant de 31% ses coûts de transport et de 20% son empreinte carbone.

Tesla a utilisé des algorithmes d'apprentissage automatique pour améliorer ses batteries, augmentant leur autonomie de 15% en trois ans.

Un Leader visionnaire inculquant des pratiques à la pointe des tendances.

Dans le secteur de la santé, l'intégration de l'innovation technologique avec la sécurité des données est devenue primordiale. Un jeune leader à la tête d'une start-up en santé a compris cette dynamique en prévoyant l'importance des données médicales personnalisées. En adoptant des pratiques à la pointe des tendances, il a misé très tôt sur la technologie blockchain pour sécuriser les informations personnelles, répondant ainsi aux besoins pressants de confidentialité des patients. Ce mouvement stratégique a non seulement sécurisé ses opérations, mais a également placé son entreprise en position de leader dans un domaine où la confiance est primordiale. Sa vision allait au-delà de la compétitivité immédiate : il voulait préparer son entreprise aux défis de demain. PwC (2023) estime que d'ici 2025, 62% des entreprises auront adopté la blockchain pour renforcer la protection des données et la transparence des transactions. IBM (2023) indique que les entreprises qui investissent dans la cybersécurité et la blockchain réduisent leurs risques de violations de données de 54%.

Grâce à sa perspicacité, il a réussi à capter l'intérêt d'investisseurs, ce qui a donné à son entreprise les ressources nécessaires pour explorer de nouvelles innovations tout en fortifiant sa réputation de pionnier. Cette stratégie a permis à l'entreprise de conserver une avance dans un secteur en rapide expansion, tout en séduisant des talents qui recherchaient un environnement engagé dans l'innovation et la responsabilité. La réussite de cette start-up démontre qu'un leadership visionnaire et technophile peut transformer des défis en opportunités, tirant parti des tendances émergentes pour établir des normes dans un secteur.

Finalement, en servant de leader éclairé, il a illustré comment anticiper et intégrer les tendances technologiques peut forger une entreprise résiliente. Son approche démontre que le succès durable repose sur l'intégration proactive des innovations et l'engagement à naviguer dans le changement avec agilité et confiance.

Anticiper et adopter les tendances émergentes

Dans l'environnement économique actuel, complexe et imprévisible, la capacité des leaders à identifier et adopter les tendances émergentes devient un facteur crucial de compétitivité. Il ne suffit plus de suivre passivement les évolutions du marché; les leaders doivent être proactifs, intégrant ces tendances de manière stratégique pour renforcer leur position. Cette démarche proactive se traduit par la création d'avantages compétitifs durables qui peuvent protéger l'organisation des fluctuations économiques et garantir une croissance soutenue.

Les leaders qui réussissent à naviguer dans ce paysage dynamique sont ceux qui savent transformer les défis en opportunités. Ils anticipent les changements et ajustent leurs stratégies pour s'aligner sur les nouvelles innovations. Par exemple, adopter rapidement des technologies de pointe, telles que l'intelligence artificielle et l'apprentissage automatique, peut offrir un avantage décisif en améliorant l'efficacité et en générant des insights stratégiques à partir des données. Cette adaptation rapide est essentielle pour maintenir une longueur d'avance sur les concurrents et réagir efficacement à l'évolution rapide des attentes des consommateurs.

En outre, les leaders doivent cultiver une culture d'agilité au sein de leurs organisations. Cela implique de créer un environnement où l'apprentissage continu est valorisé et encouragé, permettant aux équipes de s'adapter aux nouvelles compétences nécessaires pour tirer parti des avancées technologiques. Ce type de culture favorise l'innovation et permet à l'organisation de rester flexible face aux perturbations du marché.

L'engagement avec les parties prenantes est également crucial. En intégrant les perspectives internes et externes dans le processus décisionnel, les leaders peuvent s'assurer que leurs stratégies sont bien alignées avec les besoins et les attentes de tous les acteurs concernés. Cela renforce non seulement la relation avec ces parties prenantes mais aussi la résilience globale de l'organisation.

Anticiper et adopter les tendances émergentes ne se limite pas à réagir au changement. C'est un engagement stratégique envers l'innovation et l'agilité. En restant réactifs et ouverts au changement, les leaders modernes peuvent non seulement survivre mais prospérer dans l'environnement économique complexe d'aujourd'hui. Amazon a automatisé ses entrepôts avec des robots intelligents, augmentant la productivité de 35% et réduisant les délais de livraison de 40%.

Salesforce a intégré l'IA dans ses logiciels CRM, améliorant la précision des prévisions de ventes de 27% et la satisfaction client de 20%.

Révision de la tendance initiale adoptée avec succès

En revisitant les succès antérieurs, il devient clair que l'adoption proactive des tendances émergentes continue d'offrir des opportunités robustes pour l'innovation et la croissance durable. Prenons, par exemple, le cas d'entreprises qui ont anticipé les tendances digitales et ont intégré en amont les technologies de l'intelligence artificielle dans leurs opérations. Non seulement cela a permis à ces entreprises de surmonter les défis posés par des marchés volatils, mais cela les a également positionnées en leaders dans leurs secteurs respectifs grâce à leur capacité d'adaptation et à leur prévoyance. Boston Consulting Group (2023) a constaté que les entreprises qui adoptent une approche agile de la gestion stratégique sont 1,8 fois plus performantes financièrement et 50% plus réactives aux crises. MIT Sloan Management (2023) a identifié que les entreprises qui réévaluent régulièrement leurs tendances stratégiques ont un taux d'innovation 36% plus élevé que celles qui restent rigides.

Le processus de révision de ces tendances implique une analyse minutieuse des pratiques passées, identifiant les stratégies qui ont permis de relever des défis complexes. C'est en se basant sur de telles évaluations que les leaders peuvent ajuster leurs orientations futures, renforçant ainsi leur capacité à innover de manière continue. Cette démarche d'apprentissage par l'expérience démontre qu'une approche agile face aux changements peut transformer les incertitudes en leviers de croissance et de développement par l'optimisation des ressources disponibles.

De plus, les leaders qui prennent l'initiative de revoir et de recalibrer leurs stratégies dans un monde dynamique créent une culture d'entreprise résiliente. Ils inspirent confiance au sein de leurs équipes, insufflant un sentiment de responsabilité collective et d'innovation continue. Ces efforts s'avèrent cruciaux dans un environnement où les attentes évoluent rapidement, les préparant ainsi à saisir de nouvelles opportunités de marché avant qu'elles ne deviennent évidentes pour leurs concurrents.

En renforçant leur capacité d'adaptation, ces leaders démontrent un leadership visionnaire et adaptable qui continue de propulser leur organisation vers des horizons diversifiés. Ainsi, le succès de l'adoption des tendances passées éclaire le chemin à suivre, posant un exemple fort de la manière dont les entreprises peuvent transformer des défis en un avantage concurrentiel durable. Cette révision des tendances initialement adoptées sert de guide pour naviguer dans un futur complexe, démontrant l'importance de l'agilité et de l'adaptabilité dans le leadership moderne.

La compréhension et l'adaptation aux tendances émergentes sont cruciales pour assurer un leadership proactif et anticipatif. Ce chapitre a souligné l'importance d'une préparation stratégique et continue aux évolutions futures pour maintenir un avantage concurrentiel.

Il est essentiel de s'engager dans une démarche d'anticipation des tendances émergentes et d'adaptation aux nouvelles réalités. Cela implique non seulement de comprendre les innovations technologiques, mais aussi de développer des stratégies flexibles et inclusives. En adoptant cette approche, on peut non seulement s'adapter efficacement aux changements futurs mais aussi devenir un pionnier dans son secteur.

La modernisation soulève la question cruciale de l'éthique. Le chapitre suivant approfondira ces aspects, expliquant comment intégrer l'éthique et la responsabilité dans le leadership pour aligner le comportement organisationnel sur les valeurs sociétales modernes.

Exercices pratiques

Exercice 1 : Veille technologique

- Objectif : Rester informé sur les dernières tendances technologiques et évaluer leur impact potentiel sur votre secteur.
- Instructions :
    - Recherchez et identifiez trois tendances technologiques émergentes liées à votre domaine.
    - Pour chaque tendance, écrivez un bref résumé expliquant son fonctionnement et ses implications possibles.
    - Évaluez comment chaque tendance pourrait affecter positivement ou négativement votre organisation.
    - Créez un plan pour intégrer au moins une tendance dans vos stratégies actuelles.

Exercice 2 : Préparation à l'innovation

- Objectif : Développer une capacité d'adaptation face aux changements rapides et identifier les opportunités d'innovation.
- Instructions :
    - Sélectionnez un changement ou une innovation récente dans votre industrie.
    - Analysez comment votre organisation pourrait réagir pour tirer parti de cette innovation.

- o Organisez une session de brainstorming avec votre équipe pour générer des idées sur comment exploiter de nouvelles opportunités.
- o Identifiez les compétences nécessaires au sein de votre équipe pour mettre en œuvre ces idées.

Exercice 3 : Étude de scénario futur

- Objectif : anticiper les défis futurs et planifier des réponses proactives.
- Instructions :
  - o Créez un scénario futuriste illustrant comment votre secteur pourrait évoluer dans les cinq prochaines années.
  - o Identifiez les principales menaces ou opportunités dans ce scénario.
  - o Rédigez un plan stratégique indiquant comment votre organisation peut se préparer à ces développements futurs.
  - o Partagez le scénario et le plan avec les parties prenantes pour obtenir leur feedback et affiner la stratégie.

CHAPITRE 15
ÉTHIQUE ET RESPONSABILITÉ EN LEADERSHIP

Un dilemme éthique complexe

Ayman est confronté à une crise éthique majeure, un défi courant pour les leaders d'aujourd'hui. En tant que dirigeant d'une entreprise de grande envergure, il se retrouve devant un choix déchirant entre préserver la sécurité des emplois et saisir l'opportunité d'un gain financier conséquent par une décision contestable sur le plan éthique. Ce dilemme illustre le défi des dirigeants : concilier performance économique et intégrité morale.

Dans ce contexte, les décisions de Ayman ne se limitent pas au cadre légal, mais s'étendent également à l'intégrité et aux valeurs éthiques, qui sont essentielles pour un leadership durable et respecté. Les attentes des parties prenantes, notamment des employés, des clients et des investisseurs, exigent une conduite exemplaire qui transcende les calculs purement financiers. Selon Edelman Trust Barometer (2023), 63% des consommateurs préfèrent acheter auprès d'entreprises alignées sur des valeurs éthiques claires. Une étude de PwC (2023) révèle que 79% des employés estiment qu'un leadership éthique renforce leur engagement et leur motivation au travail. Pour Ayman, chaque choix nécessite une évaluation profonde non seulement des conséquences économiques, mais aussi de leurs répercussions sur la culture d'entreprise et la réputation à long terme.

Cette situation met Ayman face à une réflexion critique : quelle est la responsabilité d'un leader envers l'ensemble des parties prenantes et comment équilibrer les multiples pressions sans compromettre l'éthique personnelle et professionnelle ? L'intégrité devient alors un pilier non négociable, où la tentation de solutions faciles doit être pesée contre les conséquences à long terme sur la confiance et la loyauté des employés. En fin de compte, Ayman doit naviguer avec sagesse et prévoyance dans des eaux éthiques souvent troubles, démontrant que le véritable leadership repose autant sur les choix moraux que sur la gestion pragmatique des affaires.

L'Éthique et la responsabilité comme cœur du Leadership

L'éthique et la responsabilité ne sont pas de simples concepts : elles sont le fondement d'un leadership durable. Ces valeurs façonnent la réputation de l'entreprise et impactent directement la confiance des parties prenantes. Un leader solide s'appuie sur ces principes pour naviguer à travers des décisions ardues, renforçant ainsi la cohésion et l'engagement au sein de l'organisation.

Définition et importance de l'éthique en Leadership

L'éthique et la responsabilité sont essentielles dans le paysage complexe du leadership. Elles ne se limitent pas à des notions abstraites mais représentent le fondement d'une gouvernance transparente et respectée. À travers des choix éthiques, les leaders engagent non seulement leur crédibilité mais aussi celle de l'organisation qu'ils représentent. Cela influence profondément la manière dont une entreprise est perçue par ses partenaires, ses clients, et son propre personnel.

Prendre des décisions éthiques demande du courage et de la clarté, surtout lorsque les enjeux commerciaux militent en faveur d'un gain rapide. Les dilemmes éthiques mettent souvent les valeurs à l'épreuve, exigeant des leaders une réflexion profonde et une adhésion aux principes moraux, parfois au détriment du bénéfice immédiat. Cette approche à long terme forge la stabilité et la confiance, éléments cruciaux pour toute organisation aspirant à une croissance durable. Deloitte (2023) indique que 92% des entreprises ayant un cadre éthique fort affichent une meilleure résilience en période de crise. McKinsey (2023) a constaté que les entreprises qui intègrent activement des principes éthiques dans leurs décisions stratégiques sont 3 fois plus performantes financièrement que celles qui ne le font pas.

Face à un environnement commercial en évolution rapide, où les scandales peuvent surgir subitement, les leaders doivent être des modèles d'intégrité et de responsabilité. Ils sont appelés à être les gardiens des valeurs éthiques, établissant des standards élevés qui font de l'éthique un guide indéfectible dans leurs démarches décisionnelles. Ces principes doivent infuser chaque niveau de l'activité organisationnelle, de la base à la direction exécutive.

À l'heure où la transparence devient de plus en plus demandée par le public et les régulateurs, l'éthique et la responsabilité s'affirment comme des atouts stratégiques. Un leadership qui les intègre durablement peut mieux naviguer à travers les eaux tumultueuses du monde des affaires contemporain, tout en instaurant une culture de confiance et d'engagement qui stimule la fidélité et la motivation des employés.

Impact des décisions éthiques sur la réputation et la confiance

Les décisions éthiques sont au cœur de la création et du maintien de la réputation et de la confiance au sein des entreprises. Voici comment ces décisions affectent divers aspects organisationnels :

- Construire la confiance : Prendre des décisions éthiques renforce la confiance parmi les clients et les employés, deux éléments fondamentaux pour la survie et la prospérité de l'entreprise. Cette confiance est essentielle non seulement pour fidéliser les clients, mais aussi pour inspirer les employés à s'engager pleinement dans leurs rôles. Les entreprises qui adoptent une gestion éthique améliorent la rétention des talents et le moral des équipes, renforçant ainsi l'adhésion aux valeurs de l'organisation.
- Maintenir la cohésion interne : Une politique éthique cohérente contribue à créer un environnement de travail harmonieux et motivant. Cela réduit le turnover, un indicateur délicat dans les entreprises, et améliore le moral global des employés. Quand les actions de l'entreprise sont perçues comme justes et transparentes, il se crée une culture d'engagement et de loyauté, ce qui est crucial pour le succès à long terme .
- Minimisation des risques : Respecter des normes éthiques strictes permet aux entreprises de limiter les risques juridiques et opérationnels. Agir de manière proactive pour prévenir les dilemmes éthiques permet d'éviter des scandales potentiels

qui pourraient ternir la réputation de l'entreprise et entraîner des dépenses judiciaires conséquentes. En outre, une entreprise qui anticipe et évite les comportements douteux se positionne favorablement auprès des régulateurs et du public, consolidant ainsi sa position de leader responsable dans son secteur .

En cultivant un cadre éthique rigoureux, les entreprises non seulement protègent leur image publique, mais elles construisent également des fondations solides sur lesquelles elles peuvent baser leur développement futur. Patagonia a boosté ses revenus de 30 % en un an grâce à des pratiques écoresponsables. Unilever, avec son programme durable, a réduit ses coûts de 300 millions de dollars.

Approches pour renforcer l'engagement éthique en Leadership

- Formation éthique régulière : Une formation continue en éthique renforce la conscience professionnelle et l'engagement des employés. Ces programmes, qui peuvent inclure des ateliers interactifs et des modules en ligne, aident les employés à intégrer les meilleures pratiques éthiques dans leur routine professionnelle. PwC (2023) souligne que 87% des employés considèrent que les formations en éthique renforcent leur engagement et leur loyauté envers l'entreprise. En fournissant des scénarios réalistes et des études de cas, ils encouragent une réflexion éthique et préparent les employés à faire face à des dilemmes réels avec assurance.
- Leadership par l'exemple : Les leaders doivent incarner les valeurs éthiques qu'ils prônent. Cela signifie non seulement prendre des décisions basées sur l'intégrité et la transparence mais aussi démontrer ces qualités dans tous les aspects de leur

travail quotidien. Un leader qui s'engage personnellement dans la voie éthique inspire naturellement ses collègues à suivre le même chemin, créant ainsi un effet d'entraînement positif à travers toute l'organisation.
- Comités d'éthique : La création de comités dédiés à la surveillance des dynamiques éthiques est une approche proactive pour maintenir des standards élevés. Ces comités évaluent les décisions clés, proposent des solutions équilibrées et accompagnent la gestion des dilemmes éthiques. En assurant que les procédures et politiques de l'entreprise sont régulièrement révisées et mises à jour, ces comités aident à anticiper et à atténuer les risques potentiels liés à l'éthique.

Dans les récits qui inspirent, nous rencontrons un dirigeant d'une entreprise de services financiers confrontée à un scandale majeur. Face à la crise, ce dirigeant a choisi la transparence totale plutôt que la dissimulation, renforçant ainsi la confiance de son organisation. Cette décision audacieuse a non seulement permis de rétablir la confiance au sein de l'organisation, mais a aussi renforcé la conviction que l'intégrité et l'ouverture peuvent transformer des crises en opportunités de rachat et de renouveau organisationnel. Satya Nadella (Microsoft) a mis en place un code éthique rigoureux et a renforcé la diversité et l'inclusion, améliorant la réputation de l'entreprise. Tim Cook (Apple) a pris des mesures drastiques pour améliorer les conditions de travail chez ses sous-traitants, renforçant la crédibilité d'Apple.

Un autre exemple éloquent est celui d'une entreprise alimentaire qui, déterminée à renforcer sa responsabilité sociale, a redessiné ses politiques de transparence. En lançant une étiquette informative et une application dédiée, l'entreprise a permis à ses consommateurs de tracer avec précision la provenance des ingrédients utilisés dans ses produits. Ce geste de transparence a non seulement permis de conforter la fidélité de la clientèle, mais a aussi démontré que la responsabilité corporative peut être un puissant levier de compétitivité sur le marché.

Ces histoires exemplaires démontrent comment, dans le monde des affaires moderne, les leaders peuvent et doivent choisir la transparence et la responsabilité pour non seulement naviguer à travers les crises, mais aussi établir une fondation solide pour une croissance durable. En rendant des comptes de manière proactive et en permettant à tous les acteurs de l'entreprise, des clients aux employés, d'avoir un aperçu clair de ses opérations, ces entreprises réécrivent les règles du succès à long terme.

L'Éthique et la responsabilité comme piliers centraux

L'éthique et la responsabilité au centre du leadership ne sont pas simplement des principes idéaux; elles constituent le socle fondamental sur lequel repose la crédibilité d'un leader. L'adoption de ces valeurs forge un environnement de confiance et de crédibilité, non seulement au sein de l'équipe, mais également parmi toutes les parties prenantes externes. Ainsi, un engagement éthique robuste est essentiel non seulement pour inaugurer une culture organisationnelle positive, mais aussi pour garantir que l'organisation reste compétitive et durable sur le marché mondial.

Premier pilier, l'éthique en leadership est intrinsèquement liée à la prise de décisions basées sur des principes moraux et non sur des considérations purement légales ou profitables. Elle requiert une introspection constante et une volonté d'agir pour le plus grand bien, même lorsque des solutions plus simples et moins honorables sont disponibles. Dans les moments critiques, un leader qui prend des décisions avec intégrité sert de modèle pour les autres, encourageant une culture d'honnêteté et de transparence.

Deuxième pilier, la responsabilité n'est pas seulement un élément de gestion, mais un engagement à être redevable des actions de l'organisation. Cela signifie que le leader doit être prêt à répondre non seulement des succès, mais aussi des échecs, en se tenant responsable des résultats des décisions prises. Un tel engagement renforce la confiance des collaborateurs et établit une culture où chacun se sent valorisé et motivé à participer activement aux objectifs collectifs.

Ainsi, en consolidant l'éthique et la responsabilité, les leaders peuvent véritablement transformer leurs organisations en entités résilientes et prospères. MIT Sloan Management (2023) a constaté que les dirigeants qui prônent la transparence et la responsabilité obtiennent une augmentation de 25% de la productivité de leurs équipes. Deloitte (2023) révèle que 80% des jeunes talents préfèrent travailler pour des entreprises ayant une forte éthique d'entreprise. Ces piliers sont le ciment qui soutient une gouvernance pérenne, où la confiance et l'engagement des parties prenantes sont continuellement nourris et renforcés.

L'importance de l'éthique et de la responsabilité dans le leadership ne peut être surestimée. Ce chapitre a souligné comment un engagement envers des pratiques éthiques renforce la crédibilité personnelle et organisationnelle, tout en offrant une boussole fiable pour la prise de décision.

Il est crucial de cultiver une culture d'intégrité et de transparence, car cela contribue non seulement à une conduite efficace, mais aussi à la création d'un environnement de confiance et de respect. En faisant des principes éthiques un pilier central, chaque décision prise peut contribuer au développement durable et à long terme de l'organisation.

Le chapitre final synthétise les enseignements du livre, offrant un guide vers un leadership évolutif et pérenne.

Exercices pratiques :

Exercice 1 : Dilemmes éthiques simulés

- Objectif : Pratiquer la prise de décision éthique dans des situations de leadership.
- Instructions :
  - Imaginez trois scénarios professionnels impliquant un dilemme éthique (e.g., conflit d'intérêt, pression pour falsifier du contenu).
  - Pour chaque scénario, listez les options disponibles et les implications éthiques associées.
  - Choisissez l'option la plus éthique et justifiez votre choix en examinant les conséquences sur toutes les parties prenantes.
  - Partagez et discutez vos décisions avec des collègues pour évaluer leurs opinions.

Exercice 2 : Rédaction d'un code personnel d'éthique

- Objectif : Développer un code d'éthique personnel pour guider vos actions professionnelles.

- Instructions :
  - Réfléchissez à cinq valeurs fondamentales qui guident votre conduite professionnelle.
  - Rédigez un code personnel d'éthique en incluant des directives pratiques qui illustrent comment ces valeurs s'appliquent au quotidien.
  - Testez ce code contre différentes situations (réelles ou hypothétiques) pour voir comment il vous aide à naviguer des dilemmes.
  - Revoyez périodiquement ce code pour l'ajuster aux nouveaux défis et expériences.

Exercice 3 :
Évaluation des pratiques éthiques actuelles

- Objectif : Analyser et améliorer les pratiques éthiques actuelles dans votre organisation.
- Instructions :
  - Évaluez les politiques et pratiques éthiques actuelles de votre organisation.
  - Identifiez les domaines où l'application de ces politiques pourrait être renforcée ou clarifiée.
  - Proposez une recommandation pour améliorer une de ces politiques, expliquant comment elle pourrait augmenter la transparence et la responsabilité.
  - Discutez ces recommandations avec votre équipe ou un supérieur pour évaluer leur faisabilité.

CHAPITRE 16
CONCLUSION ET REGARDS VERS L'AVENIR

Introduction

Dans un monde de défis constants, une histoire inspirante peut éclairer la voie.

Imaginez une jeune leader, inspirée par la crise à laquelle elle faisait face chaque jour, décidant de transformer ces défis en tremplins vers un meilleur avenir. Elle a compris que le progrès naît d'une vision claire et d'une détermination sans faille. Comme un artiste peignant une toile complexe, elle a su fusionner des fragments disparates d'occasions et de menaces en une fresque harmonieuse de possibilités.

En explorant des idées novatrices et en s'appuyant sur ses valeurs éthiques, elle a persuadé son équipe d'embrasser le changement avec enthousiasme et courage. Son leadership, forgé par la volonté de créer une différence positive, à cultiver une culture de résilience et de croissance. Chaque petit succès d'abord inaperçu s'est transformé en victoire éclatante, non par chance, mais grâce à une approche stratégique savamment orchestrée. McKinsey (2023) a constaté que 70% des leaders ayant fait face à une crise majeure ont déclaré que ces expériences les ont rendus plus résilients et visionnaires dans leur approche managériale.

Cette histoire n'est pas seulement celle d'une transformation personnelle, mais la promesse que l'impact collectif peut résulter d'un leadership visionnaire et déterminé.

Synthèse des principes clés

Trois principes clés façonnent le leadership moderne : intégrité, innovation et vision globale.

D'abord, l'authenticité et l'intégrité agissent comme des piliers inébranlables d'un leadership efficace. La fidélité à ses valeurs éthiques non seulement renforce la confiance des équipes, mais contribue aussi à une cohésion organisationnelle durable. Face aux pressions internes et externes, un leader authentique n'hésite pas à agir en accord avec ses convictions, ce qui inspire un véritable respect et un engagement sincère chez ses collaborateurs. Cette approche renforce non seulement la crédibilité du leader, mais également celle de l'organisation toute entière.

Ensuite, l'innovation et la résilience sont deux catalyseurs essentiels pour transformer les défis en opportunités de croissance. À une époque où l'évolution rapide du marché impose des demandes constantes de flexibilité, encourager une culture axée sur l'innovation permet non seulement de surmonter les obstacles, mais aussi de repousser les limites de ce qui est possible. La résilience, dans ce contexte, devient un outil précieux pour persévérer malgré les revers. Elle incarne la capacité de rebondir, d'apprendre des échecs et de construire un avenir prospère.

Enfin, adopter une vision holistique est crucial pour anticiper les complexités futures. Cela va au-delà de la simple gestion quotidienne, en promouvant une évaluation systémique des impacts de chaque décision stratégique. Une telle approche assure une performance organisationnelle durable, ajustant constamment les orientations en fonction des changements environnementaux et sociétaux. Cette vision holistique encourage une intégration harmonieuse des diverses composantes de l'entreprise, garantissant ainsi que chaque action alimente un objectif commun supérieur et contribue au bien collectif.

Ensemble, ces principes forment la trame d'un leadership qui non seulement survit mais s'épanouit dans les turbulences modernes. En combinant intégrité, innovation continue et perspective holistique, les leaders peuvent guider leurs organisations vers un avenir non seulement stable, mais audacieusement transformateur. Harvard Business Review (2023) indique que les entreprises dirigées par des leaders authentiques affichent une performance financière supérieure de 23% par rapport à celles qui privilégient une approche directive. Deloitte (2023) souligne que les organisations adoptant une approche centrée sur l'innovation et la résilience sont 1,8 fois plus susceptibles de prospérer en période d'incertitude économique.

Réflexions finales

Le leadership est un voyage perpétuel d'exploration, de croissance et de transformation. C'est la capacité à naviguer à travers l'incertitude et les défis avec agilité, tout en maintenant un engagement envers l'évolution continue. Chaque expérience, qu'elle soit triomphale ou difficile, sert de tremplin pour des leçons futures et une croissance accrue. En embrassant cette notion d'apprentissage perpétuel, les leaders se trouvent mieux armés pour s'adapter et prospérer dans un monde de plus en plus complexe et dynamique. LinkedIn Workplace Learning Report (2023) révèle que 94% des employés resteraient plus longtemps dans une entreprise qui investit dans leur apprentissage et leur développement. Gartner (2023) estime que 75% des entreprises qui encouragent l'apprentissage continu constatent une amélioration de leur capacité d'adaptation aux changements du marché.

L'un des plus grands atouts pour tout leader est la capacité à anticiper et à s'aligner sur les tendances émergentes. Dans une époque où les technologies évoluent à un rythme sans précédent, cette aptitude à intégrer les nouvelles avancées dans la stratégie organisationnelle est cruciale. Cela inclut non seulement l'exploitation de l'innovation technologique pour améliorer les processus internes, mais aussi la promotion d'une culture où l'innovation est un élément central. Ce faisant, les leaders s'assurent que leur organisation reste compétitive et capable de répondre rapidement aux changements de l'environnement externe.

En outre, promouvoir un leadership qui transcende les objectifs à court terme est essentiel pour une pérennité véritable. Cela signifie diriger avec une vision claire qui inspire et motive, portant un regard vers l'avenir tout en agissant avec responsabilité dans le présent. Il s'agit d'harmoniser les aspirations à long terme avec des actions immédiates qui contribuent durablement à la réussite de l'organisation et à son impact sociétal.

Enfin, il faut encourager chaque individu à voir le leadership comme un processus de développement continu. En cultivant une mentalité de croissance et en s'engageant à apprendre constamment, les leaders non seulement élèvent leur propre potentiel, mais inspirent également leur équipe à atteindre de nouveaux sommets. En adoptant un leadership tourné vers l'adaptation et l'innovation, ceux qui dirigent aujourd'hui peuvent véritablement façonner un avenir marqué par la durabilité et le progrès.

Une organisation exemplaire peut souvent se définir par sa capacité à anticiper les défis futurs grâce à une planification stratégique et inclusive. Prenons l'exemple d'une société technologique qui a su capitaliser sur les tendances numériques en émergence pour maintenir son avantage concurrentiel. En intégrant la technologie de l'intelligence artificielle dans ses processus internes, elle n'a pas seulement optimisé ses opérations, mais a également pu prédire les changements du marché de manière proactive. En réunissant des experts de différents secteurs pour travailler aux côtés des intelligences artificielles, cette organisation a créé un environnement où l'innovation est non seulement encouragée, mais instituée comme une valeur centrale. Cette approche inclusive de la planification stratégique a renforcé sa résilience, garantissant que chaque décision est fondée sur une analyse rigoureuse et collective. Google a investi dans des programmes d'IA pour prédire les tendances de consommation, ce qui a amélioré ses résultats de 15% sur certains segments de marché. Tesla a pris une longueur d'avance sur la transition énergétique en misant tôt sur l'électrique, captant 20% du marché en 2023.

À l'image de cette organisation, un leader visionnaire joue un rôle crucial dans la conduite de ses équipes vers le progrès en faisant preuve de vision et de charisme. Considérons l'exemple d'un leader dynamique dans l'industrie de la santé, qui a non seulement adopté des pratiques médicales innovantes, mais a aussi cherché à démocratiser l'accès à des soins de qualité grâce à la télémédecine.

Son approche visionnaire n'était pas simplement de rester à jour avec les dernières technologies, mais d'utiliser ces outils pour avoir un impact social positif et étendre l'accès aux soins pour des communautés sous-desservies. Grâce à son charisme, il a su mobiliser ses équipes autour de cette mission audacieuse, inspirant ses collaborateurs à repousser les limites de l'innovation tout en restant profondément ancrés dans des valeurs humaines et éthiques.

C'est grâce à de telles figures et organisations exemplaires que l'on peut observer comment une planification stratégique claire et un leadership audacieux peuvent transformer les défis en opportunités durables. Ces récits inspirants illustrent non seulement le pouvoir de l'anticipation et de l'innovation, mais aussi la profonde influence qu'un leadership déterminé et humain peut avoir sur la direction et la réussite future dans un monde en constante mutation.

Point clé à retenir

Le leadership de demain repose sur trois piliers : adaptabilité, intégrité et vision inspirante. Dans un monde caractérisé par des changements rapides et imprévisibles, l'adaptabilité est devenue une qualité indispensable pour tout leader. Cela signifie non seulement s'ajuster rapidement aux nouvelles technologies et tendances du marché, mais aussi être ouvert à la réinvention constante des méthodes de travail et des modèles organisationnels. En embrassant une mentalité de croissance, les leaders peuvent non seulement réagir aux défis actuels mais aussi anticiper les opportunités futures, préparant ainsi leurs organisations à prospérer dans des environnements de plus en plus complexes.

L'intégrité sert de boussole inébranlable dans la prise de décisions difficiles. Elle constitue un fondement essentiel pour bâtir la confiance et garantir une cohésion interne au sein des équipes. Les leaders qui agissent avec intégrité inspirent non seulement la loyauté, mais aussi l'engagement total de leurs collaborateurs, établissant ainsi une culture organisationnelle où l'honnêteté et l'éthique priment sur les gains à court terme. Cette approche renforce la réputation de l'organisation et fournit une assise solide en période de crise.

En outre, une mission inspirante transcende les objectifs quotidiens et offre une vision collective qui motive tous les membres d'une organisation à se dépasser. Lorsque les leaders partagent une cause qui va au-delà des bénéfices immédiats, ils encouragent une culture d'innovation et de créativité où chaque individu se sent valorisé et engagé à contribuer au bien commun. Ce type de leadership ne se contente pas de gérer le présent, mais façonne activement l'avenir, incitant les équipes à atteindre des objectifs extraordinaires et à avoir un impact durable non seulement sur l'entreprise mais aussi sur la société dans son ensemble.

Les leaders du futur doivent s'appuyer sur ces piliers pour guider leurs équipes à travers les réalités évolutives de notre époque. PwC (2023) a montré que 86% des dirigeants considèrent que l'adaptabilité est la compétence clé pour réussir dans un environnement économique imprévisible. Edelman Trust Barometer (2023) souligne que les entreprises perçues comme éthiques et intègres gagnent 57% de confiance en plus de la part de leurs consommateurs. Gallup (2023) a révélé que les employés inspirés par une mission claire sont 2,3 fois plus engagés que ceux qui ne perçoivent pas d'objectif supérieur dans leur travail.

Regard vers l'avenir

Alors que nous nous tournons vers l'avenir, il est crucial pour chaque leader de tirer parti des leçons apprises pour façonner un monde où le leadership est à la fois innovant et empathique. Cet avenir exige une intégration harmonieuse du changement, de l'apprentissage continu et de l'humanisme. En cultivant l'ardeur du changement, les leaders s'ouvrent à de nouvelles opportunités, prêtant attention aux signaux faibles qui dessinent les tendances de demain. Forbes (2023) indique que 88% des cadres dirigeants estiment que l'innovation et l'inclusion sont devenues les priorités absolues pour assurer la croissance des entreprises. MIT Sloan (2023) a démontré que les organisations qui placent l'humain au centre de leur stratégie obtiennent des taux de fidélisation des employés 30% plus élevés. Cette ouverture d'esprit favorise l'aptitude à saisir non seulement les succès potentiels, mais aussi à anticiper les défis avec sagacité.

L'humilité dans l'apprentissage joue un rôle tout aussi fondamental. Elle invite chaque leader à rester un éternel étudiant face aux mutations économiques, sociales et technologiques. En promouvant une culture de l'apprentissage permanent, les organisations peuvent garantir que leurs équipes sont toujours prêtes à adapter leurs compétences aux nécessités changeantes. Cela crée un environnement où l'innovation et la vigueur créative sont non seulement encouragées, mais exaltées, permettant à chaque membre de l'organisation de contribuer à une vision collective inspirante.

Enfin, l'humanisme du leadership holistique s'impose comme la pierre angulaire d'un avenir durable. Cela implique une considération délicate des besoins humains au cœur des stratégies organisationnelles. En intégrant des valeurs centrées sur l'humain, telles que la diversité, l'équité et l'inclusion, les leaders peuvent forger des cultures organisationnelles qui ne sont pas seulement performantes, mais aussi résilientes émotionnellement et socialement responsables.

En somme, un leadership efficace et impactant dans l'avenir nécessitera une combinaison de ces trois axes (i) changement, (ii) apprentissage et (ii) humanisme; pour surmonter les complexités croissantes de notre époque. Les leaders doivent envisager l'avenir avec une volonté de transformation qui transcende les paradigmes traditionnels, aspirant à créer non seulement des organisations prospères, mais aussi un monde meilleur pour tous. En intégrant ces principes, les leaders d'aujourd'hui façonneront un avenir prospère et inspirant.

BIBLIOGRAPHIE

Authenticité et Intégrité

- Covey, Stephen R. **The 7 Habits of Highly Effective People**. Free Press, 1989.
- Maxwell, John C. **The 21 Irrefutable Laws of Leadership**. Thomas Nelson, 1998.
- Tjan, Anthony K. **Good People: The Only Leadership Decision That Really Matters**. Portfolio, 2017.
- Brene Brown. **Dare to Lead: Brave Work, Tough Conversations, Whole Hearts**. Random House, 2018.
- Kouzes, James M. & Posner, Barry Z. **The Leadership Challenge**. John Wiley & Sons, 2012.
- Senge, Peter M. **The Fifth Discipline: The Art & Practice of The Learning Organization**. Currency, 2006.
- George, Bill. **Authentic Leadership**. Harvard Business School Press, 2003.
- Ben-Shahar, Tal. **The Pursuit of Perfect**. McGraw-Hill, 2009.
- Pfeffer, Jeffrey. **Leadership BS: Fixing Workplaces and Careers One Truth at a Time**. Harper Business, 2015.
- Collins, Jim. **Good to Great: Why Some Companies Make the Leap... and Others Don't**. Harper Business, 2001.

Innovation et Résilience :

- Christensen, Clayton M. **The Innovator's Dilemma**. Harvard Business Review Press, 1997.
- Sinek, Simon. **Start with Why: How Great Leaders Inspire Everyone to Take Action**. Portfolio, 2009.
- Amabile, Teresa M., & Khaire, Mukti. **Creativity and the Role of the Leader**. Harvard Business Review, 2008.
- Catmull, Ed and Wallace, Amy. **Creativity, Inc.**. Random House, 2014.
- Hill, Linda. **Collective Genius: The Art and Practice of Leading Innovation**. Harvard Business Review Press, 2014.
- Brown, Tim. **Change by Design**. Harper Business, 2009.
- Johnson, Steven. **Where Good Ideas Come From: The Natural History of Innovation**. Riverhead Books, 2010.
- Ries, Eric. **The Lean Startup**. Crown Business, 2011.
- Hamel, Gary. **Leading the Revolution**. Penguin, 2000.
- Newport, Cal. **Deep Work**. Grand Central Publishing, 2016.
- Berger, John. - *Des façons de voir* (Armand Colin), 1993.
- Godin, Seth. - *La Vache Pourpre : Affirmez votre différence !* (Maxima), 2002.
- Jouvenet, Morgane. - *Sociologie de l'innovation* (La Découverte), 2017.
- Alter, Norbert. - *L'Innovation ordinaire* (Presses universitaires de France), 2000.
- Teboul, James. - *La dynamique de l'innovation : Six stratégies pour réussir* (Éditions d'organisation), 2004.
- Breton, Philippe. - *L'Innovation par les valeurs : stratégie pour une différenciation durable* (Dunod), 2008.

- Deschamps, Philippe et Nay, Michel. - *Innovation : la planification stratégique* (Éditions Maxima), 2015.
- Callon, Michel. - Agir dans un monde incertain : *Essai sur la démocratie technique* (Seuil), 2001.

Vision Holistique :

- Capra, Fritjof. **The Web of Life: A New Scientific Understanding of Living Systems**. Anchor Books, 1996.
- Meadows, Donella H. **Thinking in Systems: A Primer**. Chelsea Green Publishing, 2008.
- Laloux, Frederic. **Reinventing Organizations**. Nelson Parker, 2014.
- Wheatley, Margaret J. **Leadership and the New Science**. Berrett-Koehler Publishers, 1999.
- Savory, Allan. **Holistic Management**. Island Press, 2016.
- Hock, Dee. **Birth of the Chaordic Age**. Berrett-Koehler Publishers, 1999.
- Sterling, Stephen. **Sustainable Education**. Green Books, 2001.
- Atkisson, Alan. **The Sustainability Transformation**. Routledge, 2010.
- Rockström, Johan and Klum, Mattias. **Big World, Small Planet**. Yale University Press, 2015.
- Lewin, Kurt. **Field Theory in Social Science**. Harper, 1951.
- Capra, Fritjof. - *Le Temps du changement : un avenir pour la Terre – Au-delà du mythe écologique* (Éditions Le Pommier), 1989.
- Morin, Edgar. - *La Complexité humaine* (Flammarion), 1994.

- Bateson, Gregory. - *Vers une écologie de l'esprit* (Seuil), 1977.
- Morin, Edgar. - *Introduction à la pensée complexe* (Seuil), 1990.
- Bouchon, Michel. - *Comprendre la complexité du monde* (Ellipses Marketing), 2010.
- Simon, Herbert A. - *Les sciences de l'artificiel* (Presse Universitaire de France), 1991.
- Mallet, Serge. - *La nouvelle classe ouvrière* (Seuil), 1963.

Récits Inspirants :

- Gervais, Valérie. - *Le Pouvoir de l'histoire dans le leadership : les récits qui inspirent les leaders réussis* (Éditions d'Organisation), 2009.
- Côté, François. - *Réaliser l'impossible : histoires de dirigeants visionnaires* (Dunod), 2013.
- Tremblay, Élise. - *Leadership inspirant : 20 récits de succès* (Éditions Transcontinental), 2015.
- Bouchard, Anne. - *Voyages avec les leaders : récits de transformation personnelle* (Presses de l'Université Laval), 2010.
- Dupont, Jean. - *Leçons de leadership : histoires vraies de leaders extraordinaires* (Pearson), 2016.
- Rousseau, Pierre. - *Grands récits de leadership et de résilience* (Librio), 2012.
- Leduc, Marion. - *Se transformer pour réussir : récits de changements de cap audacieux* (Éditions Eyrolles), 2014.
- Morin, Claude. - *Sur les traces des grands leaders* (PUL), 2011.

- Gladwell, Malcolm. - *Outliers: The Story of Success* (Little, Brown and Company), 2008.
- Isaacson, Walter. - *Steve Jobs* (Simon & Schuster), 2011.
- Krakauer, Jon. - *Into Thin Air* (Villard, 1997).
- Cain, Susan. - *Quiet: The Power of Introverts in a World That Can't Stop Talking* (Crown Publishing Group), 2012.
- Collins, Jim. - *Good to Great: Why Some Companies Make the Leap... and Others Don't* (Harper Business, 2001).
- Brown, Brené. - *Daring Greatly* (Penguin Random House), 2012.
- Kidder, Tracy. - *Mountains Beyond Mountains* (Random House, 2003).
- Hillenbrand, Laura. - *Unbroken* (Random House, 2010).

À PROPOS DE L'AUTEUR

Boukary OUEDRAOGO est un auteur passionné par la littérature de santé et bien-être. Il se consacre à l'amélioration des soins de santé grâce à l'intelligence artificielle et à la science des données, jouant un rôle crucial dans la transformation numérique en santé publique.

Tout au long de sa carrière, Boukary a participé activement à la rédaction académique et à la recherche scientifique, avec des publications dans des revues de renom. Son travail explore la prise de décision basée sur des données, l'épidémiologie et les systèmes d'information en santé, liant étroitement la technologie à l'amélioration des soins de santé.

Enrichissant son parcours professionnel, Boukary a modernisé divers systèmes d'information sanitaire à travers l'Afrique, collaborant avec des organisations internationales. Il est également pionnier dans l'enseignement de l'IA et de la science des données dans le domaine de la santé, sensibilisant à l'importance des innovations technologiques.

Actuellement, Boukary continue à contribuer à la mise en place de système d'information robuste dans plusieurs pays, à développer des contenus pédagogiques et à rédiger des articles, renforçant son impact dans le domaine de la santé et de la technologie.

Made in the USA
Columbia, SC
25 July 2025